PETER A. LEVINE · MAGGIE PHILLIPS

Vom Schmerz befreit

PETER A. LEVINE
MAGGIE PHILLIPS

Vom Schmerz befreit

Entdecken Sie die Kraft Ihres Körpers, Schmerzen zu überwinden

Überarbeitete Neuausgabe

Aus dem Amerikanischen von Karin Petersen

KÖSEL

Die Originalausgabe erschien unter dem Titel »Freedom from Pain. Discover Your Body's Power to Overcome Physical Pain« bei Sounds True, Inc., Boulder/Colorado, USA.

MIX
Papier | Fördert gute Waldnutzung
FSC® C083411
FSC
www.fsc.org

Penguin Random House Verlagsgruppe FSC® N001967

6., überarbeitete Neuausgabe 2024

Umschlag: FAVORITBUERO, München, nach einer Idee von Weiss Werkstatt München
Umschlagmotiv: iStock.com / Yuri Arcurs
Satz: Uhl + Massopust, Aalen
Druck und Bindung: CPI books GmbH, Leck
Printed in Germany
ISBN 978-3-466-34828-2
www.koesel.de

Schmerz ist nicht da, um dich leiden zu lassen, sondern um dich bewusst zu machen. Und wenn du bewusst bist, verschwindet das Leid.

Osho

Die Intensität von Schmerzen hängt davon ab, wie groß der Widerstand gegen den jetzigen Moment ist. Und der wiederum hängt davon ab, wie stark du dich mit deinem Verstand identifizierst.

Eckhart Tolle

Wir sind keine Opfer von Alter, Krankheit, Schmerz und Tod. Diese gehören einfach zum Leben, nicht aber zum Seher in uns, der von jeder Form von Veränderung unberührt bleibt. Der Seher ist der Geist und als solcher Ausdruck ewigen Seins.

Deepak Chopra

Inhalt

Einleitung

Schmerz ist ein starkes Wort, das heftige Gefühle auslöst – Angst, Ärger, Hilflosigkeit, Panik und sogar Trauer. Wenn Sie zu den Millionen von Menschen gehören, die mit Schmerz zu kämpfen haben, sind Sie mit Sicherheit nicht allein. Patienten wie auch Angehörigen und Fachleuten ist rätselhaft, warum Schmerzen noch lange nach der Heilung einer Verletzung anhalten und sich ohne eindeutigen Grund bemerkbar machen.

Wie viele andere sind vielleicht auch Sie von Arzt zu Arzt gelaufen und haben die verschiedensten Diagnosen und Schmerzbehandlungen bekommen. In dem Maße, wie Ihre Situation immer komplizierter wurde, haben Sie möglicherweise die Hoffnung aufgegeben, dass sich an Ihren Schmerzen jemals etwas ändern wird und es Ihnen besser geht. In diesem Fall glauben Sie auch nicht mehr daran, die anhaltenden Schmerzen, die Sie beherrschen, in den Griff zu bekommen.

Etwa zwei Drittel der Menschen, die heute an signifikanten Schmerzen leiden, leben seit mehr als fünf Jahren damit. Der größte Prozentsatz *aller* Arztbesuche beruht darauf, dass die Betreffenden Erleichterung von Schmerzen suchen. Doch ist diese Hilfe oft nicht leicht zugänglich.

Menschen mit beharrlichen chronischen Schmerzen bemühen sich oft vergebens, Ärzte zu finden, die sie wirkungsvoll behandeln. Nicht behandelter oder unterbehandelter Schmerz ist wie eine ständige Epidemie. Eine Untersuchung fand heraus, dass einer von vier Schmerzpatienten mindestens dreimal den Arzt gewechselt hat und als Grund dafür angibt, immer noch an erheblichen Schmerzen zu leiden. Andere Gründe lauteten, dass die Ärzte die Schmerzen nicht ernst nahmen, unwillig waren, den Patienten bis zu einer spürbaren Verbesserung offensiv zu behandeln, oder keine entsprechende Ausbildung für eine effektive Schmerzbehandlung hatten.[1]

Ein Bericht des Institute of Medicine (IOM) von 2011 bezeichnet Schmerz als »öffentliche Gesundheitskrise« und weist darauf hin, dass mehr Menschen an chronischen Schmerzen leiden als an Diabetes, Krebs und Herzerkrankungen *zusammen*. In der IOM-Untersuchung verlangt man eine bessere Ausbildung in Schmerzbehandlung an den Universitäten (da die Schmerzbehandlung in den USA nur in fünf von 133 begutachteten medizinischen Hochschulen Pflichtfach ist) und empfiehlt kontinuierliche Weiterbildungen für entsprechende Fachleute, damit diese auf dem Laufenden bleiben.[2]

Eine Umfrage der American Pain Society von 1999 kommt zum Ergebnis, dass über 40 Prozent der Allgemeinbevölkerung, die an mäßigen bis starken Schmerzen litten, keine angemessene Abhilfe für ihren Schmerz finden konnten.[3] Ein Bericht von 2000 zeigt, dass über 60 Prozent der Befragten glaubten, Schmerz sei etwas, womit sie einfach leben müssen, und 28 Prozent hatten das Gefühl, dass es für ihre Schmerzen keine Lösung gibt.[4]

Schmerzen haben auf unser Leben in jedem Alter enorme Auswirkungen. Sie schränken uns in unserer Arbeitsfähigkeit, unseren sozialen Kontakten, unserer Beweglichkeit, Konzentration, bei der Erfüllung einfacher Aufgaben und unserem Schlaf ein. Doch obwohl die Anzahl neuer Methoden zur Behebung und Linderung von Schmerz ständig wächst, scheint die Flut an schmerzhaften Beschwerden mit neuen Namen, Ursachen, Theorien und Medikamenten für die Behandlung immer noch zuzunehmen.

Die Kosten für dieses unbewältigte Leid sind hoch. Ein Grund für dieses Problem ist, dass Schmerz ein so komplexes Phänomen ist, das weit über das Zusammenwirken von neuronalen Verbindungsbahnen und sensorischem Erleben hinausreicht. Das Rätsel Schmerz besteht aus einem komplizierten Labyrinth von Emotionen, Empfindungen, Kultur, individuellem Erleben, Genetik, spiritueller Bedeutung und auch gewohnten körperlichen Reaktionen. Manche Experten betrachten die chronischen Schmerzen ihrer Patienten inzwischen als eigenständige Krankheit.[5]

Weil Schmerz ein so komplexes Rätsel ist, hält keine medizinische Behandlungsrichtung oder Disziplin *das* Puzzleteil bereit, das eine universale Lösung bietet. Nie zuvor gab es ein solches Spektrum an therapeutischen Möglichkeiten für die Schmerzbehandlung, von westlicher Medizin zu traditioneller chinesischer Medizin wie Akupunktur und Akupressur, von Chiropraktik, Ernährung und Nahrungsmittelergänzungen, Hypnose, speziellen Formen der Arbeit mit inneren Bildern (wozu auch angeleitete Fantasiereisen gehören) und weiteren psychologischen Methoden bis zu Körperarbeit, Yoga und Massage, um nur einige wenige zu nennen.

Was bedeutet das für Schmerzpatienten? Häufig geraten Menschen mit Schmerzen bei ihrer unermüdlichen Suche nach Methoden, die ihrem Schmerz ein Ende bereiten sollen, in zunehmende Verwirrung. Das wirkliche Potenzial der meisten Schmerzbehandlungsmethoden, die dauerhaft wirksam sind, liegt meistens jedoch nicht in der Methode selbst, sondern in ihrer individuellen Anwendung im Einklang mit den persönlichen Bedürfnissen, Überzeugungen, der Persönlichkeit und Erfahrung jeder einzelnen betroffenen Person. Auch wenn eine Methode vielversprechend ist, das entscheidende Puzzleteil ist *Ihr* Beitrag – und das heißt *Ihr* Umgang damit, den Sie in Ihren eigenen Heilungsprozess einbringen.

Wir haben genug Gründe anzunehmen, dass die einzigartigen Qualitäten eines Menschen Auswirkungen auf seine Schmerzerfahrung haben und diese gestalten sowie auch den Boden für seine Widerstandskraft und Genesung bilden. Aus unserer Sicht ist der eine Aspekt der individuellen Erfahrungen, der bei den üblichen Lösungsversuchen des Rätsels Schmerz bislang nicht genügend berücksichtigt wurde, die Rolle, die *ungelöste Traumen* im Körper spielen. Wir wissen zum Beispiel, dass ein hoher Prozentsatz von chronischen Schmerzpatienten auch mit der einen oder anderen Form von traumatischem Stress zu kämpfen hat. Die Forschung hat gezeigt, dass chronischer Schmerz möglicherweise nicht nur durch körperliche Verletzungen verursacht wird, sondern auch durch Stress und emotionale Themen. Tatsächlich ist bei Menschen, die an einer PTBS (Posttraumatische Belastungsstörung) leiden, das Risiko, chronische Schmerzen zu bekommen, weitaus höher.[6]

Unverarbeitete traumatische Erfahrungen verändern, wenn es um die Schmerzbehandlung geht, das ganze Bild. Wir beide haben im Verlauf unserer gemeinsamen klinischen Erfahrung, die zusammen über 80 Jahre umfasst, immer wieder festgestellt, dass, wenn Schmerzen auf die üblichen Behandlungsmethoden nicht ansprechen, der Grund dafür unweigerlich angesammelter Stress und Traumen sind, die zum Gesamtbild beitragen. In diesem Buch stellen wir Ihnen den Kern unserer besten Gedanken und Übungen vor, damit Sie die Stressmuster erkennen und in den Griff bekommen, die Ihre Schmerzen verursachen und/ oder dazu beitragen. Manchmal greifen wir dabei auf Beispiele aus unserer klinischen Praxis zurück, um deutlich zu machen, was Sie unternehmen können, um Ihre Schmerzen aufzulösen. Tatsächlich empfehlen wir Ihnen aber auch eindringlich, professionellen Rat zu suchen, wenn Sie allein nicht weiterkommen.

Wir arbeiten häufig mit Menschen, die an Nacken-, Rücken- und Schulterschmerzen leiden, welche auf Verkehrsunfälle zurückgehen. Viele von ihnen suchen uns auf, weil sie auf die übliche Verschreibung von Medikamenten, Krankengymnastik und andere Behandlungsmethoden nicht ansprechen. Wenn wir tiefer forschen, stellen wir oft fest, dass ihre Genesung durch die nicht überwundenen Auswirkungen von früheren Unfällen oder Verletzungen blockiert wird, die mit den augenblicklichen Schmerzen gar nicht in Verbindung zu stehen scheinen. Wenn wir ihnen helfen, die Reaktionen des Nervensystems auf die angestauten Belastungen durch die Vorfälle, welche den traumatischen Stress verursacht haben, in Gang zu setzen, gesunden sie schnell und vollständig.

Wir haben festgestellt, dass es wichtig ist, sich Traumen auf verschiedenen Ebenen zu nähern:

- Mit dem Trauma arbeiten, das den Schmerz durch einen Unfall, Verletzungen, Krankheit oder andere überwältigende Erlebnisse möglicherweise verursacht. Das sind gewöhnlich *verursachende* Erlebnisse oder Auslöser. Auch wenn es nicht notwendig ist, überwältigende oder schmerzliche Erlebnisse, die zu Ihren Beschwerden beitragen, noch einmal zu durchleben, ist es wichtig zu erforschen, wie diese Ereignisse das spezielle Schmerzmuster, die Dysfunktion oder gestörte Regulierung verursacht haben oder dazu beitragen. Die gute Nachricht ist, dass Sie hier einfache Methoden lernen, um Ihr Körpergefühl zu regulieren oder zu verändern und so auf natürlichem und zuverlässigem Weg Ihr Gleichgewicht und Wohlbefinden zurückerlangen.

- Entdecken, wie chronische emotionale und körperliche Schmerzen traumatisierend werden können. Wenn Sie vor Ihrer Verletzung, Ihrem Unfall oder was immer Ihren Schmerzzustand verursacht hat, depressiv oder ängstlich waren, ist der Schmerz als solcher ein beträchtlicher Stressfaktor, der diese Reaktionen verstärken kann. Diese traumatischen Reaktionen können sehr stark sein, vor allem bei Menschen, die an Schmerzen leiden und in ihrer Vergangenheit ein heftiges Trauma erlitten haben oder bei denen eine posttraumatische Belastungsstörung diagnostiziert wurde.
- Herausfinden, welche ungelösten Traumen, die durch das augenblickliche Schmerzproblem hochkommen, den Schmerzen vorausgingen. So können zum Beispiel traumatisierende Krankheiten, Krankenhausaufenthalte und chirurgische Eingriffe vor dem fünften Lebensjahr den Boden dafür bereiten, dass Menschen später im Leben selbst bei einem Routineeingriff beim Zahnarzt Panikattacken bekommen und zusätzliche Schmerzen haben.
- Frühe Kindheitstraumen erforschen, wie Geburt, perinatale und postnatale Belastungen und Bindungstraumen, die zum Hindernis werden, dem eigenen Körper und anderen Menschen, die helfen könnten, zu vertrauen. Wir stellen immer wieder fest, dass Menschen mit hartnäckigen Schmerzen in ihren ersten Lebensjahren nicht gelernt haben, unangenehme oder schmerzliche Erfahrungen zu regulieren. Häufig ist das der Fall, weil niemand ihnen dabei geholfen hat, als sie noch zu klein waren, um sich selbst regulieren zu können. Ihre

Bezugspersonen haben sie eher vernachlässigt oder verletzt, wenn sie Schmerz und Kummer äußerten. Wenn Sie entsprechende Schwierigkeiten haben, sind Sie als kleines Kind wahrscheinlich nicht so getröstet worden, dass Sie lernen konnten, wirkungsvolle selbstberuhigende und selbstregulierende Fähigkeiten zu verinnerlichen und sich damit zu helfen, als Sie Schmerzen bekamen. Einige dieser wichtigen Regulationsfähigkeiten werden Sie in diesem Buch kennenlernen.

Auch wenn Ärztinnen und Ärzte das Wort »Trauma« für die Beschreibung verschiedener Schmerzquellen benutzen, ist ihnen selten klar, wie wichtig es für die Schmerzbehandlung sein kann, die Auswirkungen eines Traumas zu behandeln. Und sie wissen auch nicht, wie sie dabei vorgehen sollen. Auch wenn ein wichtiges Ziel in unserer Praxis darin besteht, Fachleute zu schulen, das Zusammenspiel von Schmerzen und Traumen zu erkennen und zu behandeln, möchten wir Ihnen mit diesem Buch vor allem vermitteln, dass es simple Übungen gibt, die *jeder* Mensch, der an Schmerzen leidet, lernen und anwenden kann. Mit diesen Übungen können Sie Schmerzen überwinden und durch eine behutsame Auflösung traumatischer Reaktionen, die im Körper festgehalten wurden, dauerhaft Erleichterung finden.

Viele Menschen fragen uns: »Warum habe ich immer noch so heftige Schmerzen, obwohl meine Ärzte mir sagen, dass die körperlichen Ursachen meiner Schmerzen beseitigt sind und ich alle Behandlungsmethoden ausprobiert habe, die die Fachwelt mir empfohlen hat? Warum tut es immer noch so weh?« Dieses Programm bietet Antworten auf diese drängenden Fragen, sodass Ihr Schmerz Ihnen nicht mehr so unverständlich ist. Wir werden Ihnen auch einfache Methoden zeigen, um sich Ihren

Körper zum Hauptverbündeten zu machen und sich auf diesem Weg dauerhaft von Schmerz und Leid zu befreien.

Drei wesentliche Grundsätze bilden den Rahmen für das, was wir glauben und lehren, und damit den Kontext für unseren Ansatz:

1. Niemand kann gründlich und effektiv von emotionalem, körperlichem oder spirituellem Schmerz und Leid heilen, ohne den Körper in den Mittelpunkt des Heilungsprozesses zu stellen. Diese Erkenntnis beruht natürlich auf Peter Levines Lebenswerk und ist die Grundlage für sein Modell des Somatic Experiencing (SE). Diese Wahrheit ist auch, in anderer Form, die Basis von Maggie Phillips' grundlegenden Überzeugungen in Bezug auf Heilung, die sie umsetzt, indem sie Übungen aus dem Somatic Experiencing mit anderen Disziplinen verknüpft, wie EMDR (Eye Movement Desensitization and Reprocessing, etwa: Desensibilisierung und Neustrukturierung durch Augenbewegung, Anm. d. Ü.), Hypnose, Ego-State-Therapie und psychische Energiearbeit.
   Somatic Experiencing ist ein natürlicher, auf Körperbewusstsein beruhender Ansatz für die Heilung von Traumen, der weltweit gelehrt wird. Er ist das Ergebnis von über 40 Jahren Beobachtung, Forschung und aktiver Entwicklung von Peter und seinen Schülerinnen und Schülern. Ausgehend von der Erkenntnis, dass Menschen die angeborene Fähigkeit besitzen, die Auswirkungen von Stress und Trauma zu überwinden, stellt Somatic Experiencing bei traumatisierten Individuen, denen diese kostbaren Gaben genommen wurden, die Selbstregulation wieder her und damit ein Gefühl von Lebendigkeit, Widerstandskraft und Ganzheit. Diese Arbeit fand Anwendung bei Kriegsveteranen, Vergewaltigungsopfern, Holocaust-

Überlebenden, bei Menschen, die Autounfälle hatten, durch einen chirurgischen Unfall traumatisiert wurden und die an chronischen Schmerzen litten, und selbst bei Kleinkindern, die eine traumatische Geburt hatten.

Das Programm für Schmerzfreiheit bringt Ihnen Schritt für Schritt nicht nur bei, sich an die Ressourcen Ihres Körpers wieder anzuschließen, sodass Ihre Schmerzen gelindert werden und abnehmen, sondern auch eine endgültige Lösung für das zu finden, was Ihr Leiden verursacht und bewirkt hat, dass es sich fortsetzt. Einige der Werkzeuge, die wir hier vermitteln, können dramatische Wirkung bei Ihnen haben, während Sie auf andere vielleicht kaum ansprechen oder dafür nicht der richtige Zeitpunkt ist. Wir möchten Sie ermutigen, das zu wählen, was hilft (und sei es nur minimal), und wegzulassen, was nicht hilft. Am wichtigsten ist uns, Ihnen zu zeigen, wie Ihr Körper zum wertvollsten Verbündeten bei Ihrer Heilung werden kann, statt der schmerzhafte Feind zu sein, der Ihr Weiterkommen verhindert.

2. Wir geben zu, dass aufgrund der Komplexität des Phänomens Schmerz keine einzelne Methode allen Menschen helfen kann. Am besten wirkt eine Kombination verschiedener Methoden, um zuverlässig Erleichterung zu finden und letzten Endes frei zu werden von der Tyrannei der Schmerzen in Ihrem Leben. Ein wichtiger Indikator für Ihren Erfolg sind *Sie* – Ihre Bereitschaft zu experimentieren, bis Sie genau wissen, was bei Ihren Schmerzen wirklich hilft.

   Eine der vielen Herausforderungen für die hier erforderliche flexible Ausrichtung ist die Tatsache, dass Schmerz so dynamisch ist und er seine Form und Lokalität unerwartet ändern kann. Wenn Ihr Schmerz sich als Reaktion auf die Anwendung der hier vermittelten Werkzeuge verändert, müssen Sie auch diese Werkzeuge immer wieder verändern. Sie brauchen also nicht nur Beharrlichkeit und Vertrauen, sondern auch die Aufgeschlossenheit von Geist, Herz und Seele, damit Sie lernen können, sich mit den natürlichen Ressourcen Ihres Körpers anzufreunden.

3. Die Werkzeuge, die wir Ihnen an die Hand geben, sind nur ein Anfang. Wenn Sie lernen, sie so anzuwenden, dass Sie zu einer erfolgreichen Selbstregulation gelangen, gibt Ihnen das den nötigen Schwung in Richtung Wachstum, Resilienz und Fließen, um den Teufelskreis von Schmerz, Angst und Leiden zu durchbrechen.
   Selbstregulation ist in *Vom Schmerz befreit* der wichtigste Pfeiler unseres Ansatzes. Wenn Sie lernen, die emotionalen und körperlichen Zustände, die mit Ihrem Leid verbunden sind, zu regulieren, gelangen Sie durch körperliche Erfahrung zu einem effektiven Bündnis von Geist, Emotionen und spirituellem Bewusstsein. Wenn Sie Ihre schmerzlichsten Emotionen und Körperempfindungen von Augenblick zu Augenblick regulieren können, entsteht eine gesunde Balance zwischen Ihrer Selbstständigkeit und Ihrer Fähigkeit, Hilfe in Ihren Beziehungen zu anderen Menschen zu finden.

Wie Sie dieses Programm nutzen

Damit Sie Ihren Weg mit diesem Programm leicht finden, haben wir das Buch folgendermaßen aufgebaut:

Kapitel 1 ist ein genereller Überblick, wie wir Schmerz erleiden und warum wir leiden. Wir schlagen hier einige erste Schritte für die Körpererforschung sowie eine Übung vor, die Ihnen zeigt, wie Sie zu Ihrem Körper wieder Zugang finden.

Kapitel 2 zeigt, wie Menschen, die Schmerzen haben, in der Schmerzfalle stecken bleiben können, und enthält zwei grundlegende Übungen, die Ihnen helfen, sich aus dieser Falle zu befreien.

Kapitel 3 erläutert, wie wir von normalem, notwendigem Schmerz zu chronischem Schmerz übergehen. Dieses Kapitel enthält eine Reihe von Werkzeugen und Übungen, um bei chronischen Schmerzen zu intervenieren. Es bietet vor allem Strategien für den effektiven Umgang mit Dissoziation, Ängsten, Furcht und Panik, Hilflosigkeit und Hoffnungslosigkeit sowie Ärger, Wut und Reizbarkeit.

Kapitel 4 erforscht die ersten beiden von drei Stationen auf dem Weg zur Abkehr von Schmerzen: Station eins: zuverlässige Selbstregulierung; Stufe zwei: weitere Transformation. Dieses Kapitel enthält fünf Übungen.

Kapitel 5 vermittelt Informationen für die Arbeit mit spezifischen Schmerzzuständen und -syndromen. Wir empfehlen Ihnen, es auch dann zu lesen, wenn Sie nicht an den hier beschriebenen Beschwerden leiden, da unsere Erörterungen wertvolle Einsichten für die Arbeit mit sämtlichen Formen von Schmerz bieten.

In Kapitel 6 geht es um die Prävention und Auflösung von Schmerz bei medizinischen Traumen. Dieses Kapitel enthält auch Anleitungen für die Aufstellung eines Schmerzplans für anstehende medizinische Behandlungen.

In Kapitel 7 erläutern wir die dritte Station der Abkehr von Schmerzen, hin zu Resilienz, weiterer Genesung und Wiederherstellung des tiefen Selbst. Es soll Ihnen helfen, Ihren Kurs weiter in Richtung Wachstum zu steuern und Ihr Leben so zu gestalten, dass es frei von Schmerz und voller Vitalität und Antriebskraft ist.

Wir haben auch spezielle Beispiele von unseren Klientinnen und Klienten einbezogen, sodass Sie sehen können, wie dieses Programm bei vielen verschiedenen Menschen und Schmerzproblematiken gewirkt hat. Beachten Sie bitte, dass die Geschichten zwar wahr sind, wir aber die Namen der Patienten geändert haben, um ihre Privatsphäre zu schützen.

Die Anwendung der praktischen Übungen

Hauptgrundlage dieses Programms sind die praktischen Übungen, die zum größten Teil auch über den folgenden QR-Code als Hörangebot per Download abgerufen werden können. Eine Aufstellung der angebotenen Audio-Übungen finden Sie am Ende des Buches.

http://www.penguin.de/levine_uebungen

Dieses Audio-Programm bietet Ihnen weitere Alternativen, mit dem hier vorgestellten Material zu arbeiten. Wir haben festgestellt, dass manche Menschen lieber mit dem schriftlichen Wort, andere mit dem gesprochenen und wieder andere mit einer Kombination von beiden arbeiten. Wir stellen Ihnen hier verschiedene Optionen vor, sodass Sie selbst herausfinden können, was für Sie am besten funktioniert. Wichtig ist, dass Sie sich die Freiheit nehmen zu experimentieren, statt ausschließlich bestimmte Elemente des Programms zu nutzen. Wichtig ist uns zudem, hervorzuheben, dass die Übungen auch ohne das begleitende Hörangebot durchgeführt werden können, falls Sie keine Möglichkeit haben, dieses downzuloaden (Anm. d. Vlgs.).

Das Audio-Programm enthält 15 Übungen. Wenn es für eine Übung auch eine Audio-Aufnahme gibt, weisen wir im Buch in der Überschrift der Übung mit diesem Symbol darauf hin: Sie werden feststellen, dass die Audio-Übungen ergänzend zu den geschriebenen Übungen in der Regel kurze einleitende Texte enthalten, um Sie noch besser auf die gesprochenen Übungen einzustimmen.

Wir möchten Ihnen empfehlen, bei der Arbeit mit den Audio-Übungen für eine hilfreiche Umgebung zu sorgen. Das kann zum Beispiel heißen, störende Nebengeräusche auszuschalten und Ihr Handy abzustellen, bequeme Kleidung zu tragen und Körperhaltungen einzunehmen, die Ihren ganzen Körper stützen. Bitte hören Sie die Audio-Übungen niemals beim Autofahren.

Zum schriftlichen Übungsprogramm gehört auch eine Reihe von »Miniübungen«. Das gibt Ihnen Gelegenheit, einige der Grundlagen, die wir Ihnen vorstellen, in Form von Körpererfahrungen sofort praktisch umzusetzen. Außerdem empfehlen wir Ihnen, ein Schmerztagebuch zu führen, damit die Audio-Übungen und die schriftlichen Übungen optimale Wirkung haben.

Ein Schmerztagebuch führen

Wir haben viel Erfahrung damit, Klienten zu helfen, als Teil ihrer Arbeit mit uns regelmäßig ein Schmerznotizbuch oder -tagebuch zu führen. Vielleicht hat man Sie auf Ihrem Entwicklungsweg an einem bestimmten Punkt schon einmal aufgefordert, Tagebuch zu führen, oder Sie haben selbst beschlossen, mit dem

Tagebuchschreiben zu beginnen. Im Idealfall haben Sie bereits die Erfahrung gemacht, wie hilfreich das sein kann. Vielleicht sind Sie aber auch nicht so lange drangeblieben, dass Sie konkrete Erfolge erleben konnten.

Wir haben mit unseren Klientinnen und Klienten im Lauf der Jahre immer wieder darüber gesprochen, was für sie bei ihren ganz unterschiedlichen Schmerzen hilfreich war und gute Erfolge brachte. Viele haben uns erzählt, dass das Schmerztagebuch oder Schmerzprotokoll bei ihrer Befreiung von Schmerzen eine große Rolle gespielt hat. Julie zum Beispiel, die wegen einer Endometriose (gutartige, aber oft schmerzhafte Erkrankung der Gebärmutterschleimhaut, Anm. d. Ü.) und Narbengewebe aufgrund mehrerer Operationen mit chronischen Schmerzen im Becken zu kämpfen hatte, sagte in ihrer letzten Sitzung dazu: »Ich weiß, dass ich Widerstände gegen das Tagebuchschreiben hatte. Erst als Sie mir genaue Anweisungen gaben, warum und wann ich meine Schmerzen schriftlich verfolgen sollte, begann sich eine positive Wirkung zu zeigen. Davor habe ich mich nicht damit auseinandergesetzt, was wirklich passierte, sondern aufgeschrieben, was ich mir in Bezug auf meine Schmerzen wünschte oder befürchtete.«

Auch wenn wir Ihnen hier lediglich vorschlagen, Ihre Fortschritte mit den praktischen Übungen während der Zeit, in der Sie unser Programm machen, kontinuierlich schriftlich zu verfolgen, hoffen wir, dass Sie sich nicht nur Notizen über Ihre Übungsergebnisse machen, sondern Ihre Notizen erweitern. Wichtig ist auch, dass Sie Ihren Schmerz mindestens einmal täglich auf einer Skala von 0 bis 10 einstufen (0 = kein Schmerz, 10 = unerträgliche Schmerzen) und beschreiben, welcher Art die Empfindungen sind, die Sie erleben. Wenn Sie in Bezug auf die Schmerzlinderung keine Fortschritte erleben, sollten Sie Ihre »Schmerztemperatur« dreibis viermal täglich »messen«, um ein vollständigeres und genaueres Bild Ihrer Schmerzmuster zu gewinnen.[7]

Um noch bessere Ergebnisse zu erzielen, kann es hilfreich sein, eine plötzliche Zunahme von Schmerzen sowie sämtliche Auslöser aufzuzeichnen, die dafür verantwortlich sein könnten, wie auch Interventionen, Aktivitäten und Erfahrungen aufzuschreiben, die den Phasen vorausgegangen sein mögen, in denen Sie nur wenig Schmerzen hatten. Hilfreich kann auch sein zu notieren, wann Sie Medikamente und weitere Mittel einnehmen, und dabei sowohl positive Wirkungen als auch negative Nebenwirkungen aufzuschreiben.

Tagebuchschreiben ist eine ausgezeichnete Möglichkeit zu lernen, Ihre Fortschritte und Ihre Schmerzempfindungen beim Programm *Vom Schmerz befreit* wirkungsvoller zu verfolgen. Wir haben auch eine Audio-Tagebuchübung einbezogen (siehe Übung 14), um Sie bei diesem wichtigen Schritt zu unterstützen. Achten Sie auf das Tagebuch-Symbol am Ende jeder schriftlichen Übung, das Sie daran erinnern soll, Ihr Tagebuch zu benutzen: ✍

Wir sind dankbar dafür, dass Sie sich uns anvertrauen und uns damit Gelegenheit geben, Ihnen zu vermitteln, was wir von vielen Menschen wie Ihnen gelernt haben, die vom Trauma der Schmerzen vollständig genesen sind. Wir hoffen, dass das, was Sie mit uns lernen und üben, Ihnen einen Weg eröffnet, zu Ihrer Ganzheit zurückzufinden, und Ihnen den Frieden schenkt, der unser Leben lebenswert macht.

1
Warum wir Schmerzen haben und wie wir leiden

Sie ist der einzig wirkliche Widersacher des Lebens:
Nur Angst kann das Leben niederzwingen.

Yann Martel: *Schiffbruch mit Tiger*

Auch wer von uns das Glück hat, ein erfülltes Leben zu leben, wird diese Welt mit ziemlicher Sicherheit nicht verlassen, ohne zur einen oder anderen Zeit an erheblichen Schmerzen gelitten zu haben. Buddha sagt: »Der gewöhnliche Mensch klagt, wenn ihn Schmerzen ereilen ... er verzweifelt ... *macht sich eng* ... und empfindet auf diese Weise zweierlei Schmerz ... wie ein Mensch, der von einem Pfeil getroffen wird und den gleich darauf ein zweiter Pfeil ereilt, sodass er den Schmerz beider Pfeile fühlt ...«

Der erste Schmerz in dieser Lehrrede steht für notwendigen Schmerz. Der zweite steht für unnötiges Leid und Trauma. Unsere *Angst vor Schmerz* erzeugt diesen zweiten Pfeil, eine Angst, die einen fruchtbaren Boden bildet für chronische Schmerzen, Kummer und Sorge. Als Schmerzleidende haben wir schließlich so viel Angst vor Schmerzen, dass wir vor *sämtlichen* körperlichen Empfindungen zurückschrecken. Es ist, als glaubten wir, dass es uns vernichten oder unseren Zustand zumindest verschlechtern würde, wenn wir unseren Körper spüren. So kommen wir nicht weiter und schießen selbst den zweiten Pfeil auf uns ab.

In diesem Buch hoffen wir Ihnen die Fähigkeiten zu vermitteln, die Sie brauchen, um Ihrem Schmerz allmählich die Angst und das Leid zu nehmen. Dieses Programm versetzt Sie in die Lage, chronischen Schmerzen als Folge ganz *gewöhnlicher* Ereignisse im Leben wie Unfällen und Operationen *vorzubeugen*, wie auch Schmerz loszulassen, der aufgrund früherer traumatischer Erlebnisse bislang im Körper festgehalten wurde.

Wir haben beide die Vision, dass Sie mithilfe der Anleitungen in diesem Programm erste Schritte unternehmen können, um sich von unnötigem Leid zu befreien. Wir haben den Wunsch, Sie bei diesem Prozess zu unterstützen, in dem sich Ihre Schmerzen umwandeln in eine Kraft, die Sie in die Lage versetzt, Ihr Leben ohne Einschränkungen, sinnvoll und frei von Schmerzen zu leben.

Wir gehen davon aus, dass Sie, wenn Sie dieses Buch lesen, wahrscheinlich schon eine Weile mit Schmerzen zu kämpfen haben oder sich um einen Menschen kümmern, für den das zutrifft. Wahrscheinlich haben Sie in Bezug auf dieses Thema wichtige Fragen und Anliegen und möchten sicher sein, dass diese in diesem Programm besprochen werden.

Wir möchten Ihnen gleich zu Beginn versichern, dass wir vorhaben, Sie mit praktischen, wirkungsvollen Verfahren bekannt zu machen, die aus der erfolgreichen Arbeit mit den verschiedensten Schmerzzuständen über einen Zeitraum von vielen Jahren stammen. Die praktischen Übungen, die Sie von diesem ersten Kapitel an immer wieder finden, helfen Ihnen, die Grundprinzipien zu verstehen, sich entsprechende Techniken selbst anzueignen und diese weiterzuentwickeln zu integrativen Fähigkeiten.

Zu den wichtigen Fragen, die wir beantworten werden, gehören folgende:

- Was sagt uns die neueste Forschung in Bezug auf die Auflösung von Schmerz und Leid?
- Wie setze ich in Bezug auf meine vielen Bedürfnisse Prioritäten, sodass ich mich nicht länger überfordere und sofort beginnen kann, meine Schmerzen zu lindern?
- Wirkt diese Methode auch bei *meinen* ganz speziellen Schmerzen?
- Wie bekomme ich die nötige Unterstützung, sowohl von behandelnden Experten als auch von meinen Angehörigen?
- Wie treffe ich die richtigen Entscheidungen in Bezug auf medizinische Behandlungen einschließlich Medikamente und chirurgische Eingriffe?

Wir beginnen mit einer grundlegenden Frage: Was *ist* Schmerz überhaupt?

Was ist Schmerz?

Schmerz ist zunächst einmal und an erster Stelle ein Signal dafür, dass wir eine Verletzung erlitten haben oder krank sind. Schmerz kann auch auf die Anspannung und Beschwerden zurückgehen, die mit unserer Reaktion auf Stress und Bedrohungen verbunden sind. Wenn wir körperlich, emotional, mental und spirituell bedroht sind, reagiert unser Nervensystem automatisch, um sicherzustellen, dass wir vor Schäden oder Verletzungen geschützt werden.

Schmerz in seiner Reinform ist wesentlicher Bestandteil unseres natürlichen Überlebenssystems und warnt uns, dass etwas schiefläuft, sodass wir motiviert sind, uns unserem Körper sofort zuzuwenden. Bestimmte Nerven im verletzten Körperteil senden Schmerzsignale an das Gehirn. Wir spüren den Schmerz erst dann, wenn das Gehirn die auf diesem Weg empfangenen Informationen interpretiert hat.

Wie wir noch sehen werden, arbeiten viele Teile des Gehirns zusammen, um Schmerz als Überlebensreaktion auszulösen. Dazu gehören auch Areale, die Erinnerungen, Emotionen und Stimmungen sowie zukünftige Absichten steuern. Bedeutung und Wichtigkeit der Schmerzen gehören ebenfalls zum Schmerzbild. So kann zum Beispiel eine Handverletzung für eine Berufspianistin von völlig anderer Bedeutung sein als für einen Menschen, der in seiner Freizeit Volleyball spielt; deswegen erleben beide Personen den Schmerz möglicherweise auch ganz unterschiedlich. Aus diesem Grund kämpft jeder Mensch auf seine ganz eigene Weise mit Schmerzen, und deshalb möchten wir Sie ermutigen, in diesem Buch die Übungen und Konzepte herauszusuchen, die für Sie am besten wirken.

Wir werden drei Arten von Schmerz untersuchen: körperlichen, emotionalen und posttraumatischen Schmerz. Körperlicher Schmerz geht zurück auf tatsächliche Verletzungen und Gewebeschäden. Emotionaler Schmerz beruht auf starken, ungelösten Emotionen, die wir im Körper »gespeichert« statt auf gesunde Weise zum Ausdruck gebracht haben. Und posttraumatischer Schmerz schließlich wird durch noch stärkere Reaktionen auf überwältigende, erschreckende oder verheerende Ereignisse erzeugt.

Die Kategorisierung dieser drei Schmerztypen beruht auf den ihnen zugrunde liegenden Ursachen, die oft auch damit korrespondieren, in welcher Form sie auftreten oder sich äußern. So gilt nach einem Unfall oder einer Verletzung unsere erste Sorge dem lokal begrenzten körperlichen Schmerz, den wir erleben. Wenn Sie hingegen einen geliebten Menschen verlieren, haben

Sie wahrscheinlich mit emotionalem Kummer zu kämpfen, wozu Traurigkeit, Trauer, Angst, Ärger, Wut, Verzweiflung oder die eine oder andere Kombination dieser Gefühle gehören. Und nach einem körperlichen Angriff, einer drohenden Vergewaltigung oder einem Brand, einer Flut oder einem Tornado, bei dem Sie Ihren gesamten Besitz oder vielleicht sogar Familienangehörige verloren haben, werden Sie höchstwahrscheinlich überwältigt von posttraumatischen Reaktionen, zu denen Schlaflosigkeit, Panikattacken, sensorische Flashbacks, Schmerzen im ganzen Körper oder stressbedingte Schmerzen wie Migräne, Depressionen, Ohnmacht und Hoffnungslosigkeit gehören.

Auch wenn sich diese drei Schmerzarten deutlich voneinander unterscheiden, besteht einer der Schlüssel für eine erfolgreiche Schmerzbehandlung darin, dass wir erkennen, wie sich diese drei Grundtypen überschneiden. Schmerz ist also mehrdimensional. So sind zum Beispiel manche körperlichen Beschwerden verbunden mit emotionalen Reaktionen und können zusammenhängen mit einem früheren Trauma. Die meisten emotionalen Schmerzen äußern sich auch in Form von somatischen Symptomen wie körperlichen Schmerzen und sind verbunden mit früheren traumatischen Erlebnissen. Und posttraumatische Zustände beinhalten eine komplexe Kombination aller drei Arten von Schmerzreaktionen.

Wir werden hier also nicht nur Wege aufzeigen, sich von diesen drei Arten von Schmerz zu befreien, sondern möchten Ihnen auch helfen, das komplexe Zusammenspiel zu verstehen, auf dem *Ihr* Schmerz beruht und das Ihre Heilung bislang verhindert hat. Weil diese Komplexität von Schmerz meistens mit einem Trauma verbunden ist, setzen wir unsere einführenden Erläuterungen fort, indem wir die wichtigen Aspekte von Traumata näher beleuchten.

Was ist ein Trauma?

Es gibt viele theoretische Antworten auf die Frage, was ein Trauma ist. Die meisten Definitionen betonen, dass die traumatisierte Person einem oder mehreren Erlebnissen ausgesetzt war, die ihr Leben oder ihre körperliche Unversehrtheit tatsächlich (oder aus ihrer Sicht) bedrohten, und darauf mit heftigen negativen Emotionen wie Angst, Hilflosigkeit, Kontrollverlust und/oder Entsetzen reagiert hat. Es gibt zwei grundlegende Arten von Traumen – ein einzelnes Ereignis (wie ein Unfall oder eine Verletzung) und mehrfache, fortgesetzte Erlebnisse wie bei wiederholtem emotionalen, körperlichen oder sexuellen Missbrauch und/oder Vernachlässigung in der Kindheit.

Untersuchungen über die Reaktionen von Tieren auf Bedrohungen haben uns geholfen, besser zu verstehen, wie wir diese verschiedenen Arten von Reaktionen auflösen und loslassen können. Tiere in freier Wildbahn geraten täglich in viele lebensbedrohliche Situationen, ohne jedoch nachhaltige traumatische Symptome zu zeigen. Soweit wir wissen, sind Tiere in ihrer natürlichen Umgebung nur beschäftigt mit dem, was *jetzt gerade* passiert. Sie machen sich keine Sorgen um die Zukunft oder träumen von dieser. Sie bedauern die Vergangenheit nicht oder sehnen sich danach zurück. Sie sind sozusagen immer »im Hier und Jetzt«. Wenn die Bedrohung vorbei ist, nehmen sie sich Zeit, um die Energie, die durch die bedrohliche Situation aktiviert wurde, zu »entladen« oder loszulassen und sich wieder zu fassen. Genau das werden wir Ihnen in diesem Programm beibringen: sich Ihre körperlichen Erregungsreaktionen bewusst zu machen und verschiedene Techniken zu lernen und anzuwenden, um die Energien zu entladen, die durch große Bedrohungen aktiviert wurden. Außerdem lernen Sie, sich Zeit zu nehmen, damit sich diese Aktivierung wieder legt und Sie Ihr Gleichgewicht wiederfinden können.

Der Hauptunterschied zwischen wilden Tieren und Menschen in Bezug auf Traumen ist, dass Tiere die Reaktionen von Angriff und Flucht, die ihnen erlauben, sich gegen die Bedrohung zu wehren oder ihr zu entkommen, *zum Abschluss bringen*. Nach der Gefahrensituation schütteln sie die restlichen Auswirkungen des ausgelösten Stresses mit entsprechenden Bewegungen spontan ab. Wenn sie mit diesen unwillkürlichen, zitternden Bewegungen zu einem natürlichen Abschluss kommen, erlangen Tiere ihre vollständige Bewegungsfreiheit zurück und können ihr übliches Leben, frei von den Nachwirkungen traumatischen Stresses, wieder aufnehmen.

Wir Menschen jedoch können oft nicht fliehen oder uns wehren und sind so konditioniert, dass wir unserem Körper keine Zeit lassen, die Nachwirkungen von Bedrohungen »abzuschütteln«. Stattdessen erstarren wir oft. Wenn sich die restlichen Reaktionen von Angriff, Flucht oder Erstarrung im Körper nicht lösen, bleiben wir in diesen übererregten und hinderlichen körperlichen Zuständen stecken. Weil wir uns wieder in die Gesellschaft einfügen wollen (von der wir oft Botschaften empfangen wie »Schwamm drüber«), versuchen wir, den Drang, uns zu wehren und zu flüchten, zu unterdrücken. Diese Vermeidung kann die körperlichen Einschränkungen und die psychische Dissoziation, welche die Grundlage für viele Schmerzzustände bilden, noch verstärken.

Sie werden im Verlauf dieses Programms noch mehr über die somatischen Reaktionen erfahren, die den Boden bereiten für die Entwicklung von Stress- und Schmerzstörungen, aber auch Wege bieten, Ihren Körper von den Auswirkungen dieser Reaktionen zu befreien. Der einzigartige Beitrag von Somatic Experiencing für die Behandlung von Schmerzen und Traumen ist das Verständnis, dass ein Trauma im Nervensystem und im Körper existiert und nicht im Inhalt des traumatisierenden Ereignisses selbst begründet ist.

Beim Prozess der Befreiung von Schmerzen, wie wir ihn in diesem Buch vorstellen, liegt die Betonung auf »Bottom-up«-Ansätzen oder einer Heilung, die von der körperlichen Ebene ausgeht, um sich von dort nach oben zu bewegen und bei entsprechenden Gedanken, Gefühlen und Wahrnehmungen zu intervenieren. Dazu lernen Sie eine Reihe von Fähigkeiten, um Ihre Schmerzempfindungen zuerst identifizieren und dann regulieren zu können. Auf diese Weise befreien Sie sich allmählich aus der Schmerzfalle, die Ihre Genesung möglicherweise bisher verhindert hat (siehe Kapitel 2), und können die intensiven Energien allmählich auflösen, die bislang im Nervensystem gebunden waren, sodass diese in Resilienz und Fließen umgewandelt werden.

Die Sprache der Empfindungen

Um Ihren Körper auf dem Weg zu Schmerzfreiheit als Verbündeten zu gewinnen, müssen Sie zunächst einmal lernen, mit ihm zu kommunizieren und eine heilsame, partnerschaftliche Zusammenarbeit mit ihm herzustellen. Mit anderen Worten: Sie müssen herausfinden, wie Ihr Körper zur unschätzbaren Ressource wird, statt ein schmerzhafter Widersacher zu sein.

Auch wenn der Körper für den Heilungsprozess eindeutig wichtig ist, haben sich viele Schmerzpatienten angewöhnt, sich von ihren körperlichen Erfahrungen abzutrennen, um nicht noch mehr Schmerz zu spüren. Klammern Sie jedoch das körperliche Erleben aus dem Heilungsansatz aus, sind Ihre Heilungschancen sehr begrenzt.

Sie werden in diesem Programm die *Sprache der Empfindungen* lernen, um die Weisheit Ihres Körpers zu erkennen, die darin besteht, Ihnen wichtige Informationen und Feedback zu vermitteln. Das Paradigma des *gefühlten Sinns* von Focusing, wie es der Philosoph, Psychologe und Forscher Eugene T. Gendlin entwickelt hat, liefert uns die Grundlage für das Erlernen dieser neuen Sprache.[8]

Der gefühlte Sinn macht sich die Sprache der Körper-Geist-Kommunikation zunutze und dient uns als eine Art Radar- oder Navigationssystem, das uns auf die Elemente unserer inneren und äußeren Umgebung unmittelbar hinweist und aufzeigt, wie diese sich im gegenwärtigen Augenblick auf uns auswirken. Durch Erkenntnisse aus dem Somatic Experiencing und unser Programm *Vom Schmerz befreit* werden Sie lernen, diese Sprache, die Ihnen durch das Radarsystem Ihres gefühlten Sinns übermittelt wird, zu verstehen und zu interpretieren.

Sie können Schritt für Schritt lernen, die wirkungsvolle Sprache ohne Worte der durch die Sinnesempfindungen Ihres Körpers vermittelten Kommunikation zu entschlüsseln. Dadurch sind Sie imstande, die primitiven, nonverbalen Pfade Ihres Körpers zu verfolgen und zu entdecken, wie Sie aktiv werden können, um den Schock von Trauma und Schmerz aufzulösen. Wenn Sie die Spur dieser über die Sinne vermittelten, nonverbalen Hinweise verfolgen, gelangen Sie auch zu den Ressourcen, die Sie darin unterstützen, sich wieder zu öffnen, Ihr Leid zu lindern und Ihr Nervensystem neu auszurichten, sodass Sie ins Gleichgewicht und zu neuer Bewusstheit gelangen.

Erste Schritte

Sollten Sie das nicht bereits tun, empfehlen wir Ihnen, als Teil des Programms *Vom Schmerz befreit* sanfte Körperübungen zu machen, zum Beispiel Stretching, Qigong, Tai-Chi, oder einen Kurs für behutsames, aufbauendes Yoga speziell für Menschen mit Verletzungen oder Behinderungen zu belegen.

Auch sanfte Massage kann hilfreich sein.[9] Wenn Sie Ihr Körpererleben mithilfe einer erfahrenen Masseuse erforschen, werden Ihnen verschiedene Schmerzverbindungen bewusst. So kann Ihnen zum Beispiel klar werden, dass die Schmerzen in Ihrer Schulter oder Ihrem Nacken tatsächlich in Ihren Hüften und in Ihrem Rücken beginnen. Ihr Rückenschmerz kann auch durch Blockierungen in Fußgelenken und Knien verursacht werden. Massage hilft Ihnen, sich zu entspannen und sich bewusst zu machen, wie unterschiedliche Spannungen in Ihrem Körper Schmerzen erzeugen.

Auch in Kursen für sanfte Körperübungen können Sie sich, indem Sie sich langsam bewegen, Spannungen in den Muskeln im Körperinneren und dann auch in äußeren Körperbereichen bewusst machen. Achten Sie auch auf Bilder oder Gefühle, die möglicherweise hochkommen, wenn Sie sich erlauben, die Anspannung durch sanfte Bewegung loszulassen.

Wir möchten an dieser Stelle eindringlich betonen, dass Massage und Körperübungen niemals schmerzhaft sein sollten (oder der Schmerz sich schnell auflösen und Sie hinterher weniger Schmerzen haben sollten). Achten Sie darauf, dass Ihre Massage oder Ihre Körperübungen nie so intensiv werden, dass Sie Schmerzen ignorieren oder mit zusammengebissenen Zähnen durchstehen müssen.

Die ersten Schritte auf dieser Reise bestehen oft in der *Einladung* und *Erlaubnis*, einfach zu forschen, was lediglich Ihre natürliche Neugier und fokussierte Aufmerksamkeit erfordert. Die erste Übung hilft Ihnen, sich wieder mit dem Körper zu verbinden und Zugang zu ihm zu finden, was Sie aufgrund heftiger Schmerzen oder eines Traumas vielleicht aufgegeben haben. Das mag zwar wie eine große Herausforderung klingen, doch unsere Botschaft lautet, dass es einfache Übungen gibt, die Ihnen helfen, sich mit Ihrem Körper und seinen einzigartigen Ressourcen neu anzufreunden.

ÜBUNG 1
Wieder Zugang zum Körper finden

Beginnen wir mit einem Körperteil, in dem Sie keine Schmerzen haben. Wichtig ist zu beachten, dass es immer Bereiche in Ihrem Körper gibt, die relativ schmerzfrei sind, egal, wie lange Sie bereits an Schmerzen leiden. Dieser Körperbereich kann klein sein oder sich außerhalb vertrauter Regionen befinden, wie die Innenseite Ihres Unterarms oder die Handinnenfläche. Wo auch immer im Körper – finden und spüren Sie diese Stelle, in der Sie keine Schmerzen haben, die sich angenehm oder zumindest neutral anfühlt.

Erlauben Sie sich jetzt, einen Körperbereich zu spüren, wo Sie Schmerzen haben. Gehen Sie dabei in Ihrer eigenen Geschwindigkeit vor, und wenn der Schmerz hier zu heftig ist, wenden Sie sich einem Körperbereich zu, der weniger schmerzt und bei dem Sie leichter bleiben können. Spüren Sie die Umrisse dieser Stelle, indem Sie behutsam hineinatmen und dann sehen, ob Sie mit dem Ausatmen Schmerz oder Anspannung loslassen können. Zu den Empfindungen, die Sie dabei möglicherweise verspüren, können Kribbeln,

Brennen, Wärme oder Hitze, Kälte, Schärfe, Stechen oder Reißen gehören.[10] Wie auch immer die Empfindungen, die Sie spüren, beschaffen sein mögen, nehmen Sie einfach nur wahr, wie sie sich durch Ihre Wahrnehmung und Ihren Atem verändern.

Als Nächstes kehren Sie zu der schmerzfreien Stelle zurück, spüren beim Einatmen hinein und lassen beim Ausatmen los, was Sie dort spüren. Wiederholen Sie das mehrmals. Was entdecken Sie jetzt in diesem Körperbereich, was Ihnen vorher nicht aufgefallen ist?

Wechseln Sie jetzt mithilfe Ihres Atems zwischen mehreren schmerzenden Bereichen in Ihrem Körper und den sich gut anfühlenden oder schmerzfreien hin und her. Halten Sie bei jedem Körperbereich eine Weile inne, atmen Sie hinein, um sich damit in Verbindung zu bringen, und lassen Sie mit dem Ausatmen alle Anstrengung los.

✍ Beschreiben Sie Ihre Erfahrungen mit dieser Übung in einem Schmerztagebuch.

Bill: Die Reise zu Körperempfindungen antreten

Bill entdeckte die Werkzeuge Einladung und Erlaubnis in seiner ersten Sitzung, zu der er gekommen war, um sich Rat zu holen für die beharrlichen Nervenschmerzen unter dem rechten Schulterblatt, an denen er seit einem schweren Fahrradunfall litt.

Zu Beginn der Sitzung atmete Bill schnell, und sein Gesicht drückte Zurückhaltung aus. Er war noch dabei, herauszufinden, wie diese Sitzung sich unterscheiden würde von den vielen anderen, die er in den Monaten nach seinem Fahrradunfall bereits mit Akupunkteuren, Physiotherapeuten, Orthopäden, Osteopathen, Krankengymnasten, Kinesiologen, Chirurgen und Ärzten gehabt hatte.

Er beschrieb, wo er Schmerzen hatte, und sagte dann: »Es fällt mir schwer zu glauben, dass ich immer noch Schmerzen habe. Niemand findet die Ursache dafür.« Wie bei vielen Schmerzpatienten hatten die Röntgenaufnahme, Computertomografie und Magnetresonanztomografie nichts ergeben. Lediglich die Messung der Nervenleitfähigkeit hatte gezeigt, dass ein Nebennerv gequetscht worden war. »Aber ich muss Ihnen sagen«, fügte er hinzu, »für mich fühlt sich der Schmerz sehr real an. Als ich an dem Tag damals vom Rad flog, fühlte ich mich, als müsste ich sterben. Ich kann mich zwar nicht mehr richtig erinnern, aber ich weiß, dass das so war, und dieser Augenblick veränderte mein ganzes Leben.«

Nach etwas Zuspruch erzählte Bill noch einmal die Geschichte, die er schon unzählige Male erzählt hatte. Statt seine Erzählung nur passiv anzuhören, forschte ich nach den Folgen, die dieses Erlebnis körperlich für ihn hatte, und leitete gleichzeitig den Prozess ein, in dem diese sich auflösen konnten.

Bill erklärte, dass er am Tag seines Unfalls ein neues Rennrad ausprobieren wollte. Den Kopf nach unten über den Lenker gebeugt, sah er den Reparaturwagen für Telefonleitungen nicht, der auf der Fahrradspur parkte (später fand er heraus, dass kein Warnsignal aufgestellt war), flog über die Lenkstange und knallte mit dem Kopf zuerst gegen die Stoßstange des Wagens. Zwölf Stunden später wachte er im Krankenhaus auf, ohne sich an diese Ereignisse zu erinnern. Nach seiner Entlassung teilte der Beamte, der zum Unfallschauplatz gerufen worden war, Bill und dessen Familie mit, dass Bill alle seine Fragen korrekt beantwortet habe, bis darauf, dass er eine falsche Telefonnummer angegeben hatte.

Als ich Bill bat, mir zu zeigen, wie der Zusammenprall seiner Meinung nach vor sich gegangen sei, stand er von seinem Stuhl auf und begann sich so zu bewegen, wie er die Kontrolle über sein Fahrrad verloren hatte. Da ich wusste, dass er diese Bewegungen, damit sie für die Regulierung und Integration hilfreich waren, ganz langsam machen musste, schlug ich ihm vor, sich »wie in Zeitlupe« zu bewegen.

Nachdem er die entsprechenden Bewegungen mehrmals gemacht hatte, sagte Bill: »Das ist interessant. Mir wird hier zum ersten Mal klar, dass ich auf meiner rechten Schulter gelandet sein muss. Ich bin nicht mit der oberen Schulter aufgeprallt, wie ich immer dachte. Sondern mein Körper muss sich nach links weggedreht haben, um zu verhindern, dass ich gegen den Lastwagen knalle, deswegen traf mich die Wucht des Aufpralls tatsächlich unter dem Schulterblatt, wo ich immer noch Schmerzen habe.«

Weil Bill mit meiner Hilfe mit dem gefühlten Sinn dieser Abläufe in Berührung kam und dabei seinem Körper die Führung überließ, konnte er wertvolle Einsichten über die Stelle gewinnen, wo er Schmerzen hatte. Statt die Schmerzen unter dem Schulterblatt als indirekte, mysteriöse Folge seines Zusammenpralls mit dem Lastwagen zu sehen, entdeckte er, dass dieser Bereich der chronischen, anhaltenden Schmerzen ziemlich sicher das Zentrum des Zusammenstoßes gewesen war. Diese Zusammenhänge halfen ihm, in der Geschichte, die ihm sein Körper erzählte, Sinn zu sehen.

Wir nahmen uns auch Zeit, weitere Unfälle und Verletzungen zu erforschen, die mit seinem Fahrradunfall scheinbar gar nicht in Zusammenhang standen. Bills erste Antwort auf entsprechende Fragen lautete: »Ich habe mir bisher wirklich noch nie die Schulter verletzt.« Nach einigen weiteren Fragen nach Operationen, Unfällen und Verletzungen wurde ihm jedoch klar, dass er mehrere ähnliche Unfälle gehabt hatte. Dazu gehörte eine frühere Kopfverletzung, die er sich in seiner kurzen Zeit als Football-Spieler an der Highschool zugezogen hatte, ein übler Sturz, wo er mit seiner rechten Hüfte und dem rechten Oberkörper auf einer Betontreppe gelandet war, wie auch ein noch weiter zurückliegender Unfall in der ersten Klasse, wo er mehrere Stufen hinuntergestürzt und auf seine linke Hüfte gefallen war.

Der zweite Hinweis, auf den Bill bei diesen früheren Vorfällen stieß, war, dass er bei den beiden Hüftverletzungen einen Schock erlitten und sich durch Dissoziation vor den unmittelbaren Schmerzen geschützt hatte. Er berichtete, dass er nach beiden Stürzen einfach weitergemacht habe, als sei nichts passiert, bis andere ihm rieten, sich ärztlich untersuchen zu lassen. Das Röntgenbild zeigte, dass er sich bei dem Sturz in der ersten Klasse die Hüfte angebrochen hatte und als Folge davon später Fehlhaltungen in Halswirbelsäule und Becken entwickelte. Nach dem zweiten Sturz auf seine rechte Hüfte und damit auf dieselbe Körperseite wie bei dem Fahrradunfall fühlte er sich »wie benommen«, machte aber mit Football weiter, auch wenn er später einen Arzt aufsuchte.

Diese Fähigkeit, sich über Schmerzen einfach »hinwegzusetzen«, wurde auch in seinem Bericht über zwei weitere schwere Unfälle deutlich, die er als junger Mann hatte. Beim ersten hatten er und seine (jetzige) Frau ihren Eltern gerade ihre Verlobung verkündet, und sie feierten alle zusammen auf dem Boot der Familie, als von hinten ein größeres Schiff auf das Boot auffuhr und alle vier Erwachsenen ins Wasser geschleudert wurden. Bill berichtete, dass sein rechter Arm, mit dem er seine Verlobte eng an sich drückte, um sie vom Sturz ins Wasser an bis zum Eintreffen von Hilfe zu schützen, »ganz steif« wurde.

Kaum waren sie ins Wasser gefallen, spürte er, wie etwas von rechts nach links seinen Rücken streifte. Er wusste sofort, dass es die Seite des Schiffes war, das auf ihr Boot geprallt war. »Ich konnte nur noch denken, nichts wie weg von der Schiffsschraube. Also hielt ich Millie mit dem rechten Arm fest und ruderte mit dem linken Bein und dem linken Arm mit allen Kräften drauflos.« Als er sich drehte, um mir zu zeigen, was geschehen war, bemerkte er, dass sich sein Körper auf der rechten Seite verspannte, weil er seine Verlobte schützen wollte, während er sich auf der linken Seite abwehrend gegen das Boot und die Bedrohung durch die Schiffsschraube verkrampfte.

Als ich ihn fragte, wie es sei, diese Bewegungen zu spüren, sagte Bill: »Mir wird klar, dass das andere Boot mich direkt an der Stelle streifte, wo ich jetzt den Schmerz unter dem Schulterblatt von dem Fahrradunfall verspüre. Glauben Sie, dass diese beiden Unfälle irgendwie zusammenhängen?« Er sah jetzt auch, dass sein Körper gespalten war zwischen dem Halten von Millie, die ihren Verlobungsring umklammerte, einerseits, und andrerseits dem verzweifelten Versuch, dem weiteren Zusammenstoß mit dem Boot zu entkommen.

Bills Geschichte verdeutlicht, dass er, obwohl nicht geübt darin, mit seinen Körpererfahrungen Berührung aufzunehmen, mithilfe meiner Anleitung bei seiner ersten Reise zu Körperempfindungen mehrere Zusammenhänge zwischen traumatischen Ereignissen und seinen augenblicklichen körperlichen Schmerzen herstellen konnte. Dabei wurde ihm auch klar, dass einige der Bewegungen, die sein Körper machte, um ihn zu schützen, eine wichtige Rolle in seiner Schmerzgeschichte spielten. Diese

Entdeckungen weckten seine Neugier, was ihm half, der Weisheit des Körpers, die sich auch weiterhin als wertvolles Werkzeug für die Auflösung seiner Schmerzen erweisen sollte, allmählich zu vertrauen. In späteren Sitzungen lernte er die Sprache der Empfindungen und konnte noch tiefere Zusammenhänge zwischen den verschiedenen somatischen Reaktionen auf diese traumatischen Ereignisse spüren, sodass sich der Schmerz allmählich zum Positiven hin veränderte.

Bills Geschichte ist auch ein gutes Beispiel für die Verschmelzung der drei Arten von Schmerz, die wir an früherer Stelle bereits erwähnt haben (siehe Kapitel »Was ist Schmerz?«). Später erkannte Bill auch, dass außer dem Schmerz unter dem Schulterblatt und dem posttraumatischen Schmerz, der auf eine Reihe von früheren Verletzungen und den Bootsunfall zurückging, auch unbewusste emotionale Gefühle von Angst und Verlust zu seinen Schmerzreaktionen beitrugen und zu den Herausforderungen gehörten, denen er sich stellen musste, um diese aufzulösen.

Die Reaktion auf Bedrohung und Schmerz

Ein wichtiger Aspekt eines Traumas ist die Reaktion auf Bedrohungen. Drohende Gefahr mobilisiert in uns den Aufruf zum Handeln, die Reaktion »Alle Mann an Deck!«, und aktiviert das klassische Angriff-oder-Flucht-System, das wir bereits erwähnt haben und das Ihnen wahrscheinlich bekannt ist. Bestimmte Netzwerke im Nervensystem (vor allem das adrenale sympathische Nervensystem) beteiligen sich daran, Lebensorgane und Muskeln auf diese Schutzreaktionen vorzubereiten. Unsere Nervenzellen laden sich auf wie kleine Batterien, um Befehle an den Körper abzufeuern, Leben zu schützen, sei es in Form von gesteigerter Geschwindigkeit oder eines treffsicheren Fausthiebs.

Wird die Bedrohung als potenziell tödlich oder unausweichlich wahrgenommen, löst das die dritte natürliche Reaktion auf Bedrohungen aus, das Erstarren. Hier liegen wir bewegungslos da und warten darauf, dass die Gefahr vorbeigeht. Dieses Kollabieren wird oft als Dissoziation bezeichnet. Wenn wir in diesem Zustand stecken bleiben, fühlen wir uns im Leben wie erstarrt und sind nicht imstande, uns voranzubewegen.

Unsere Schutzreaktionen wären ideal in Situationen, in denen wir uns aktiv verteidigen können. Wenn Angriff oder Flucht nicht möglich sind – wenn das Tier (oder der Mensch) gegen die Bedrohung nicht kämpfen oder ihr entfliehen kann –, dann ziehen wir wie Schildkröten den Kopf ein und ziehen unsere Schultern hoch bis zu den Ohren. Unser Körper und besonders unser Muskel-Skelett-System ziehen sich zusammen und verspannen sich. Vielleicht sind wir wie gelähmt oder brechen vor Hilflosigkeit, Verzweiflung und Dissoziation zusammen.

Vielleicht kommt es uns merkwürdig vor, dass Dissoziation oder das Abschneiden vom Körper Teil des Schmerzproblems werden kann. Dissoziation bringt jedoch die Angst oder den Schmerz nicht zum Verschwinden, sondern spaltet ihn ab, sodass wir nichts mehr spüren. Das schränkt uns auch in unserer Fähigkeit ein, Freude zu empfinden und klar zu denken. Dissoziation hindert uns daran, im Hier und Jetzt zu sein.

Frank hatte über 20 Eingriffe an seinem Knie hinter sich, einschließlich des dreimaligen Einsetzens eines künstlichen Kniegelenks. Bei den meisten Behandlungen und Eingriffen hatte er sich von seinem Körper abgeschnitten, sodass der anschließende Schmerz zu ertragen war. Als ihm der letzte Eingriff bevorstand, hatte er zum ersten Mal Angst vor Schmerzen und den weiteren Folgen der Operation.

Als er nach der OP im Krankenhaus aus der Narkose aufwachte, hatte er heftige Schmerzen und bat um zusätzliche Schmerzmittel. Als die Krankenschwester ihm erklärte, sie habe vom Arzt keine Anweisung, die verabreichte Dosis noch zu erhöhen, verkündete Frank, wenn sie keinen Weg fände, ihm die Medikamente zu geben, würde er die Intensivstation kurz und klein schlagen. Sobald seine dissoziative Barriere zusammenbrach, wurde er überflutet von Entsetzen und den schrecklichen Schmerzen, die bislang von der Mauer der Dissoziation, die sein Nervensystem errichtet hatte, in Schach gehalten worden waren. Da er diese Gefühle jetzt wieder empfand, aktivierte sein Gehirn die Kampfreaktion, um ihn vor der wahrgenommenen Bedrohung zu schützen.

Ein weiterer wichtiger Punkt hier ist, dass die Reaktion auf Bedrohungen durch viele verschiedene Situationen ausgelöst werden kann. Manche davon, wie körperliche Angriffe, sind tatsächlich lebensbedrohlich, andere hingegen beruhen eher auf unserer Wahrnehmung, dass etwas lebensbedrohlich zu sein *scheint*. So kann zum Beispiel der Chef in der Firma unzufrieden sein mit der Arbeit eines Angestellten an einem Projekt. Der Angestellte wird vielleicht ins Büro zu einem Gespräch zitiert. Plötzlich kann der beschleunigte Herzschlag oder die schnellere Atmung des Angestellten das Signal für die Vorbereitung auf lebensrettendes Handeln sein, weil seiner *Wahrnehmung* nach sein Job in Gefahr ist und damit sein Überleben. Aus diesem Grund nimmt er die Lage als lebensbedrohlich wahr statt als eine Situation, mit der er sich einfach auseinandersetzen muss.

In anderen Fällen, wie zum Beispiel bei einem drohenden

Autounfall, werden die Reaktionen von Angriff und Flucht zu inneren, da es keine Menschen oder Tiere gibt, gegen die es zu kämpfen oder vor denen es zu fliehen gilt. Diese Schutzreaktionen sind nicht nur gestört, sondern werden auch zur Gewohnheit und können zu vielen gesundheitlichen Problemen, einschließlich Schmerzen, beitragen.

Aufladen, entladen, beruhigen

Wie bereits an früherer Stelle erwähnt, können wir, sollten die Wurzeln unserer Reaktionen auf Bedrohungen direkt mit dem erlebten Schmerz zusammenhängen, eine Menge darüber erfahren, wie wir diese Überlebensreaktionen zum Abschluss bringen und die Energie loslassen, die durch die Bedrohung ausgelöst wurde, wenn wir Tiere in freier Wildbahn beobachten. Der Grund dafür ist, dass Tiere in ihrer natürlichen Umgebung nicht auf die gleiche Weise oder nicht so leicht traumatisiert werden wie Menschen, Haustiere oder Wildtiere in Gefangenschaft.

Stellen Sie sich ein Kaninchen vor, das in einer kleinen Mulde Gras mümmelt. Ein Geräusch dringt aus den Büschen. Die Ohren des Kaninchens stellen sich auf, gefolgt vom Kopf, und wenden sich dem Geräusch zu, um dessen Quelle zu lokalisieren und einzuschätzen, ob es lebensbedrohlich ist. Aus dem dichten Blattwerk springt ein Kojote ins Blickfeld. Die Jagd beginnt: Das Kaninchen spannt die Muskeln an und duckt sich, um dann loszuspringen, in der Hoffnung, durch mehrere waghalsige Haken zu entkommen. Letzten Endes nutzt das Kaninchen seine Ressourcen wie Geschwindigkeit und Beweglichkeit (und etwas Glück), um zu entkommen, und versteckt sich dann in einem hohlen Baum oder einem Loch. Endlich in Sicherheit, nimmt es ein paar tiefe Atemzüge und schüttelt sein bedrohliches Erlebnis ab.

Wie den meisten anderen Tieren stehen auch Kaninchen die Reaktionen von Flucht, Angriff oder Erstarrung zur Verfügung, um gefährliche Situationen zu überleben. Ein wildes Tier, das mehrmals am Tag lebensbedrohlichen Gefahren ausgesetzt ist, darf nicht mit anhaltendem Stress daraus hervorgehen. Sonst würde es die Fähigkeit verlieren, sich zu wehren oder zu fliehen.

Die Frage ist: Wie unterscheiden sich in Bezug auf Traumen die Reaktionen von Menschen und die von Tieren? Das ist eine wichtige Frage, denn würde ein Tier ebenso schnell traumatisiert wie ein Mensch, würden es und seine gesamte Spezies vielleicht nicht überleben. Genau deswegen, weil es den Stress der Bedrohung loslassen und neue Fluchtbewegungen lernen kann, findet es tatsächlich immer effektivere Wege, den ihm drohenden Gefahren zu entkommen.

Wie bereits an früherer Stelle in diesem Kapitel erwähnt, schütteln sich Tiere nach einer gefährlichen Begegnung und zittern für relativ kurze Zeit, um die Schockreaktion zu überwinden. Ganz deutlich wird das am Verhalten des Opossums. Wird es von einem Verfolger angegriffen, erstarrt das Opossum oder »stellt sich tot«. Das ist kein »Spiel«, sondern tatsächlich eine Reaktion auf Bedrohungen, die darauf beruht, dass das Tier körperlich ganz abschaltet: Das ist oft seine einzige Chance, denn das Opossum ist sehr langsam und kann weder weglaufen noch sich aktiv wehren, weil es keine scharfen Zähne und Krallen hat.

Ist die Bedrohung vorbei, springt das Opossum nicht sofort auf und rennt weg, um sich auf die Jagd nach Fressbarem zu begeben oder sich auf ein komplexes Paarungsritual einzulassen. Vielmehr fängt es erst nach mehreren Minuten (manchmal aber auch Stunden) langsam an, sich zu bewegen, aber so, als sei es immer noch wackelig. Es schüttelt sich und zittert ein wenig, scheint dann wieder Fuß zu fassen und macht sich davon. Tiere, die langsam oder im Vergleich zu ihren Verfolgern relativ schlecht ausgerüstet sind, weichen oft automatisch auf diese Reaktion des Erstarrens oder der Immobilität aus. Das gilt oft auch für Menschen, vor allem Kinder. Wenn Kinder, die missbraucht werden, zum Beispiel versuchen, sich zu wehren, verschlimmert das oft die Situation. Die einzige Option, die sie haben, ist zu kollabieren, und aus diesem Grund sind sie so anfällig für Traumen, vor allem, wenn sie nicht angeleitet und ermutigt werden, sich zu schütteln und zu zittern, um sich innerlich und äußerlich wieder zu fassen und sich auf diese Weise von der traumatischen Erfahrung zu erholen.

Diese angeborenen biologischen Reaktionen helfen Tieren, die Folgen ihrer traumatischen Begegnungen tatsächlich abzuschütteln und automatisch ihr Gleichgewicht wiederzuerlangen, da Gleichgewicht und Balance fester Bestandteil natürlicher Abläufe sind. Tiere gehen anschließend über zur nächsten Erfahrung oder einem neuen Tag. Weil Menschen diese gesunden Reaktionen häufig blockieren, erleben sie die wohltuenden Auswirkungen dieses Abschüttelns der Folgen von Bedrohung und Trauma nicht – es sei denn, sie werden angeleitet, zu dieser Weisheit der Natur zurückzufinden.

Homöostase und der Rhythmus des Lebens

Unser Programm wird Ihnen beibringen, Ihre eigenen angeborenen Heilungsreaktionen zu erkennen und zu akzeptieren oder zumindest nicht zu stören, sodass Sie besser in Einklang kommen mit Ihrem animalischen Erbe, das in Ihrem Gehirn verankert ist. Durch dieses Lernen werden Sie neugierig auf die Dynamiken, die Ihrem Schmerz zugrunde liegen, um diese dann zu erforschen und zu Ihrer animalischen Natur zurückzufinden.

Dieses Programm soll Ihnen vor allem zeigen, wie Sie die körperlichen Empfindungen, die mit Trauma und – noch wichtiger – Resilienz verbunden sind, entdecken und sich damit anfreunden können. Wir haben festgestellt, dass die Akzeptanz des gesamten Spektrums dieser somatischen Reaktionen das Nervensystem veranlasst, die Balance automatisch wiederherzustellen.

Um sich in diesem Bewusstsein gleich jetzt zu üben, lesen Sie einmal laut die Worte »Furcht«, »Ärger«, »Gelähmtheit« und »Erstarrung«. Lesen Sie sie dann noch einmal langsamer und halten Sie nach jedem Wort inne, um Ihre Körperreaktionen zu überprüfen. Was geschieht in Ihrem Körper, wenn Sie diese Worte sagen? Welche Bilder, körperlichen Gesten oder Reaktionen werden Ihnen dabei bewusst? Wie verändert sich Ihre Körperhaltung, und sei es ganz subtil? Vielleicht möchten Sie die Ergebnisse dieser Miniübung zur Macht der Worte in Ihrem Schmerztagebuch festhalten.

Im nächsten Kapitel knüpfen wir an Ihre Beziehung zu Ihren Körperempfindungen an, um die Schmerzfalle zu erforschen, die durch Reaktionen auf Gefahr entsteht, welche körperlich nicht losgelassen werden. Da die meisten Menschen, die an Schmerzen leiden, an dem ein oder anderen Punkt in dieser Falle feststecken, ist es hilfreich herauszufinden, ob und wie auch Sie dort möglicherweise festhängen und wie Sie sich befreien können.

2
Die Schmerzfalle

Das Gehirn reagiert auf Bedrohungen, indem es bestimmte primitive Gehirnareale aktiviert, wozu auch der Hirnstamm und die Amygdala (der Mandelkern) gehören, die an der Sicherung unseres Überlebens beteiligt sind. Die Amygdala ist für diese Reaktionen zentral. Wenn wir eine lebensbedrohliche Gefahr wahrnehmen, reagiert die Amygdala, indem sie die Angstreaktion einschaltet.

Ist die Angstreaktion erst einmal aktiviert, gerät der Körper in Anspannung, um die Bedrohung abzuwehren. So können wir zum Beispiel instinktiv die Arme heben, um unseren Kopf zu schützen. Diese Anspannung kann, wenn sie nicht wieder gelöst wird, chronische Bewegungseinschränkungen nach sich ziehen. Und wenn diese Einschränkungen anhalten, erzeugen sie Schmerzen.

Mit der Zeit verspannen wir uns auch gegen den Schmerz, was noch mehr Anspannung und Schmerz bewirkt. Wenn sich dieser Ablauf fortsetzt, können wir schließlich zur Erstarrungsreaktion übergehen und hilflos zusammenbrechen. Dieser Teufelskreis oder diese »Schmerzfalle« kann sich selbst verstärken und ist oft schwierig zu durchbrechen.

Was die Schmerzfalle noch komplexer macht, ist, dass die Amygdala weitere Areale des Gehirns abschaltet, wie die Frontallappen, die für unsere Beobachtungskraft, Sprache und Sicht von wesentlicher Bedeutung sind. Weil unsere Fähigkeit, unsere Empfindungen wahrzunehmen, Abstand davon zu nehmen und einen Standpunkt dazu zu entwickeln, bei Schmerzen, die auf Angst und weiteren Reaktionen auf Bedrohungen beruhen, eingeschränkt ist, glauben und erleben wir schließlich, dass wir der Schmerz *sind*, und *werden* dann zum Schmerz. Unser Gehirn aktiviert diese Überzeugung, und unsere Erfahrung bestätigt sie, weil es uns nicht möglich ist, eine andere Realität zu verarbeiten.

Aus der Falle zur Freiheit

Zusammenfassend können wir sagen, dass die Schmerzfalle dort anfängt, wo wir unsere natürlichen Reaktionen auf lebensbedrohliche Situationen aktivieren. Diese Reaktionen gehen einher mit der Angstreaktion, die von der Amygdala ausgelöst wird und die dann bewirkt, dass der Körper in Anspannung gerät. Zuerst verspannen wir uns gegen die Bedrohung, die den Schmerz verursacht hat, und mit der Zeit verspannen wir uns gegen die innere Bedrohung durch den Schmerz als solchen. Wird dieser Kreislauf von Bedrohung – Angst – Anspannung – Bewegungseinschränkung – Schmerz – Zusammenbruch – drohendem Schmerz nicht unterbrochen, kann das ernsthafte Probleme zur Folge haben, darunter auch chronische Schmerzen.

Um dieser Falle zu entkommen, müssen wir von »Ich bin der Schmerz« über »Ich erlebe diesen Schmerz« zu »Ich erlebe die Empfindungen, auf denen der Schmerz basiert« gelangen. Wenn wir diese Schritte erst einmal absolviert haben, können wir den Schmerz allmählich auflösen. Wir müssen die Fähigkeit zurückgewinnen, den Schmerz zu beobachten und uns nicht mehr damit zu identifizieren, um von unseren Beschwerden nicht überwältigt und vollständig vereinnahmt zu werden. Um dazu imstande zu sein, müssen wir Wege finden, neugierig zu werden auf die Empfindungen, die dem Schmerz zugrunde liegen, und diese zu erforschen.

Die wichtige Intervention hier ist, durch die Kraft unserer Neugier die Angst zu unterbrechen, die oft den Beginn des Abgleitens in die Schmerzfalle markiert. Wenn wir lernen, uns auf unsere Körperempfindungen spielerisch und achtsam auszurichten, warten wir nicht mehr darauf, dass sich unsere schlimmsten Ängste erfüllen, sondern nehmen allmählich wahr, wie unsere somatischen Erfahrungen sich gegenseitig verstärken und die Muster, die mit Bedrohungen verbunden sind, in der Gegenwart lebendig halten.

Den gefühlten Sinn erforschen

Der einfachste Weg, den gefühlten Sinn Ihres Körpers zu erforschen, besteht darin, mit diesem Augenblick zu beginnen, ganz gleich, ob Sie gerade sitzen, liegen oder stehen.

Spüren Sie zuerst einmal Ihre Füße und wie sie mit dem Boden verbunden sind (oder auch nicht). Drücken sie sich gegen den Boden, ruhen sie auf einem Sofa oder Bett oder schweben sie frei in der Luft? Woher wissen Sie das? Verlagern Sie jetzt langsam Ihr Gewicht von einem Fuß auf den anderen. Wie verändert das Ihre Wahrnehmung?

Erforschen Sie als Nächstes Ihren restlichen Unterkörper, Ihre Waden und Ihre Oberschenkel in Verbindung zu Ihren

Füßen. Fühlt sich das rechte Bein anders an als das linke? Und wenn ja, wie würden Sie diesen Unterschied beschreiben?

Erlauben Sie Ihrer Wahrnehmung jetzt, sich anderen Körperbereichen zuzuwenden, die Ihre Aufmerksamkeit auf sich ziehen. Was bemerken Sie dort? Welche Worte helfen Ihnen, die spezifischen Empfindungen zu beschreiben, die Sie dort spüren? Oder nehmen Sie Ihren Körper eher umfassend wahr? Wie könnten Sie das beschreiben?

Nachdem Sie einen Körperteil gründlich erforscht haben, erlauben Sie dem nächsten, Ihre Aufmerksamkeit auf sich zu lenken, und so weiter. Halten Sie bei jedem Körperbereich inne, um auf Ihren gefühlten Sinn dort zu achten, und finden Sie dann Worte, die beschreiben, wie Sie dort fühlen oder wie es Ihnen dort vorkommt.

Beschreiben Sie mithilfe der Sprache der Empfindungen, wie Sie die einzelnen Körperbereiche erleben, zum Beispiel: eng, locker, blockiert, gestaut, fließend, kribbelnd, schwer, schwebend, leer, kalt oder warm. Stellen Sie sich selbst die Aufgabe, sich nicht in Gedanken und Meinungen zu verlieren. Wenn Ihnen auffällt, dass Sie für Ihre Empfindungen immer wieder dasselbe Wort benutzen, können Sie sich fragen, ob andere Worte zutreffender wären.

Jedes Mal, wenn Sie sich festgefahren fühlen, können Sie sich fragen: »Welche Empfindungen sind mit diesem Festgefahrensein verbunden? Womit ist dieser Teil meines Körpers in Berührung? Wie fühlt sich das an? Welche Gerüche oder Geschmäcke nehme ich wahr? Höre oder spüre ich hier bestimmte Geräusche oder Vibrationen?«

Ist Ihr Körpergefühl in diesem Augenblick insgesamt angenehm, unangenehm oder neutral? Woher wissen Sie das?

Wie könnte der gefühlte Sinn Ihres Körpers Sie anleiten, bestimmte Dinge zu tun oder sich auszuruhen? Fühlen Sie sich zum Beispiel energiegeladener? Und wenn ja, würden Sie gern einen Spaziergang machen oder auf andere Weise aktiv werden? Wenn Sie sich friedlich und ruhig fühlen, können Sie sich dann noch mehr Zeit für die Erforschung dieses Zustands einräumen?

Nehmen Sie sich dann ein paar Minuten Zeit, um Ihre Reaktionen in Ihrem Schmerztagebuch festzuhalten.

Die Rolle von Traumen bei Schmerzen

Vielen Menschen widerstrebt der Gedanke, dass ihr augenblicklicher Schmerz mit einem früheren Trauma zusammenhängen könnte. Wir haben festgestellt, dass es sehr wichtig ist, diese Information so zu vermitteln, dass jede und jeder sie annehmen und damit umgehen kann. Oft beginnen wir mit einer eher praktischen, vereinfachten Beschreibung des Teufelskreises von Angst – Anspannung – Schmerz und arbeiten damit. Wenn Menschen dieses grundlegende Muster erst einmal aufgelöst haben oder zumindest damit umgehen können, zeigen sich oft erste Anzeichen für frühere traumatische Erlebnisse, auf die der Körper mit Anspannung reagiert hat.

Die Haltung, es sei notwendig, alle früheren bedrohlichen Erfahrungen noch einmal zu erforschen, um Schmerzen zu bewältigen, birgt das Risiko der Überwältigung. Wir haben festgestellt, dass es besser ist, mit den grundlegenden Schmerzmustern in der Gegenwart zu arbeiten und darauf zu vertrauen, dass der Organismus aufgrund seiner angeborenen Weisheit die somatischen Empfindungen und Muster, die wir für eine dauerhafte Schmerzlinderung erforschen müssen, ganz von selbst enthüllen wird.

Menschen, die ein schweres Trauma erlitten haben, bleiben oft in einem oder mehreren der Verhaltensmuster stecken, die mit der Reaktion von Angriff, Flucht oder Erstarrung zusammenhängen, was ausschlaggebend für die Schwierigkeiten ist, die daraus erwachsen können. So zeigen zum Beispiel viele Soldaten, die aus dem Irak oder von anderen Kriegsschauplätzen zurückkehren, Symptome von Wut. Das ist ein Zeichen dafür, dass sie in der Angriffsreaktion festgefahren sind. Bei anderen Traumen, vor allem bei Vergewaltigung, sexueller Belästigung oder weiteren Formen von sexuellem Missbrauch, können die Hauptschwierigkeiten in Immobilität oder Erstarrung begründet sein, vor allem wenn diese Vorfälle in der frühen Kindheit stattfanden. Kinder, die über längere Zeit bedroht und belästigt wurden, zeigen oft Hilflosigkeit, Hoffnungslosigkeit oder andere depressive Symptome, die mit der Erstarrungsreaktion zusammenhängen. Weil sie sich nicht wehren oder fliehen konnten, tendieren sie dazu, zusammenzubrechen, was oft mit Scham und Selbstvorwürfen verbunden ist. Hier kann eine Portion Selbstmitgefühl von unschätzbarem Wert sein.

Wenn Sie anfangen, mit chronischen Schmerzen zu arbeiten, kann der intensive Blick auf das *Zusammenspiel* von Trauma und Schmerz in zweierlei Form nützlich sein. Zum einen, sich dem Trauma zuzuwenden, dem Unfall oder der Verletzung, dem Übergriff oder der Krankheit, das den Beginn der Schmerzen markiert. Zum anderen, indem wir uns klarmachen, dass Schmerzen als solche traumatisierend sein können.

Einsetzende Schmerzen sind oft mit schweren Traumen verbunden, ob die Person sich dessen bewusst ist oder nicht. Die größte Angst der Betroffenen ist, dass die Schmerzen, die bei ihnen auftreten, vielleicht nie mehr aufhören. Viele ältere Menschen haben zum Beispiel nicht am meisten Angst vor dem Sterben, sondern vor den damit möglicherweise verbundenen Schmerzen. Denken Sie daran, diese Ängste sind der zweite Pfeil im Schmerzkreislauf – sie bewirken, dass wir vor unseren Körperempfindungen zurückschrecken, was zur Wurzel von unnötigem Leid werden kann.

Ganz gleich, wie das Trauma aussieht, mit dem Ihre Schmerzen möglicherweise zusammenhängen, die Prinzipien und Übungen, die Sie in unserem Programm kennenlernen, helfen Ihnen, das Mysterium zu lösen. Wir haben bei unserer Arbeit immer wieder die Erfahrung gemacht, dass Traumen sich bei den unterschiedlichsten chronischen Schmerzen, die sich selbst bei einer seriösen Behandlung nicht auflösen, als die fehlenden Puzzlestücke erwiesen haben. Wird das unbewältigte Trauma erst einmal erkannt und im Körper aufgelöst, verschwinden die meisten Schmerzzustände allmählich. Im weiteren Verlauf dieses Programms werden Sie lernen, traumatische Elemente, die Ihre Genesung blockieren, zu verfolgen, damit zu arbeiten und loszulassen.

Die Schnittstelle von emotionalem und körperlichem Schmerz

Wie wir in diesem Kapitel an früherer Stelle bereits betont haben, ist es wichtig zu erkennen, dass die Arbeit mit dem Trauma, mit dem die Schmerzen zusammenhängen, immer die Heilung von emotionalen wie auch körperlichen Aspekten beinhaltet. Vielleicht überrascht es Sie zu erfahren, dass unser Gehirn bei emotionalen und körperlichen Schmerzen gleich reagiert. Bei Verletzungen stammen die Schmerzsignale oft aus der Körperperipherie, aber auch aus anderen Teilen des Gehirns, die mit Emotionen zusammenhängen. Magnetresonanztomografien zur Messung der Gehirnaktivität zeigen, dass, sowie Schmerzsignale das Gehirn erreichen, drei bestimmte Areale gleichzeitig feuern: das limbische System (das emotionale Zentrum), der sensorische Kortex (der die Empfindungen steuert) und der zerebrale Kortex (der Gedanken und Überzeugungen strukturiert).[11]

Zusammenfassend können wir sagen, dass jede Art von Schmerz eine emotionale Komponente hat sowie mit Empfindungen, körperlichen Beschwerden und verschiedenen Gedanken und Überzeugungen verbunden ist, welche die Genesung hemmen können und oft erheblich zu den Beschwerden beitragen. Um Schmerzzustände jeglicher Art erfolgreich aufzulösen, müssen wir immer mit den emotionalen Schmerzaspekten wie mit körperlichen Empfindungen und hinderlichen gedanklichen Überzeugungen arbeiten.

Die Wichtigkeit von Selbstregulierung

Nach unserer Erfahrung besteht der primäre Schritt zur Heilung für Menschen, die mit Schmerz und Trauma zu kämpfen haben, darin, dass sie lernen, emotionale und sensorische Erfahrungen zu regulieren und sich selbst zu beruhigen, um die limbischen Angst- und Wutsysteme in der Amygdala zu deaktivieren. Auch wenn dieser Regulationsprozess ziemlich komplex ist, können wir tatsächlich lernen, ihn durch einfache Wahrnehmungsübungen wie das kreisförmige Atmen, das wir in der nächsten Übung beschreiben, wiederherzustellen.

ÜBUNG 2
Kreisförmiges Atmen

Da Sie die Weisheit Ihres gefühlten Sinns, also des Körperspürsinns, mithilfe der vorigen Übung allmählich kennenlernen, können Sie jetzt mithilfe Ihres Atems einen Schritt weitergehen, um körperliche Kanäle zu öffnen und wieder in Bewegung und Fluss zu kommen. Damit unternehmen Sie auch erste Schritte, um den körperlichen Einschränkungen, die auf den Reaktionen von Angriff, Flucht und Erstarrung beruhen, entgegenzuwirken.

Nehmen Sie sich einen Augenblick Zeit, um zu spüren, wie sich Ihr Körper insgesamt anfühlt. Wie würden Sie den gefühlten Sinn in Ihrer rechten Körperseite im Vergleich zur linken beschreiben? Fühlt sich eine Seite Ihres Körpers besser an als die andere? Halten Sie kurz inne und beschreiben Sie sich selbst das Körpergefühl in jeder Seite. Ist es zum Beispiel schwer oder leicht, verspannt, brennend, locker oder schmerzend?

Stellen Sie sich jetzt vor, Sie könnten durch die Körperseite, die sich angenehmer anfühlt, einatmen. Beim Fuß und Unterschenkel dieser Körperseite beginnend, atmen Sie hoch bis zu dem Bereich, wo sich der Atem Ihrem Gefühl nach mit der Körpermitte verbindet (meistens ist das der Bauch). Spüren Sie dann, wie Ihr Atem durch den Bauch oder das Zwerchfell zur anderen Körperseite fließt. Beim Ausatmen stellen Sie sich vor, dass Ihr Atem nach unten und durch das andere Bein und den anderen Fuß in den Boden fließt. Wiederholen Sie das drei-, viermal, und achten Sie darauf, ob und wie sich Ihr Körpergefühl dabei verändert.

Als Nächstes stellen Sie sich vor, dass Ihr Atem die angenehmen Körperempfindungen wie ein Magnet anzieht, dass er diese beim Einatmen durch die Körperhälfte, die sich besser anfühlt, mitnimmt und durch den Bauch oder das Zwerchfell zur anderen, sich schlechter anfühlenden Körperseite und weiter durch Bein und Fuß hinunter in die Erde befördert. Halten Sie wieder inne, und achten Sie darauf, ob und wie sich der gefühlte Sinn in Ihrem Körper verändert hat. Fühlen Sie sich zum Beispiel leichter, energiegeladener, ruhiger, entspannter oder innerlich weiter, oder nehmen Sie andere Veränderungen wahr?

Sollte diese Übung Ihnen nicht helfen, zu fließenden, angenehmen Körperempfindungen zu gelangen, stellen Sie sich vor, dass Sie durch die Körperseite einatmen, die sich schlechter anfühlt, und Ihr Atem durch den Bauch zur anderen Körperseite und von dort nach unten und wieder aus dem Körper fließt. Ist das anders für Sie? Wie ist jetzt der gefühlte Sinn in Ihrem Unterkörper? Und in Ihrem Oberkörper? Und in Ihrem Körper insgesamt?

Wenn sich beide Körperseiten gleich gut oder unangenehm anfühlen oder Sie noch eine weitere Variante des kreisförmigen Atmens ausprobieren möchten, stellen Sie sich vor, durch die Mitte (oder Mittellinie) Ihres Körpers einzuatmen, am Beckenboden beginnend und bis nach oben zu Nase und Gesicht. Stellen Sie sich dann vor, durch beide Körperseiten, das heißt beide Schultern, Arme und Hände bis zu den Beinen und durch die Füße auszuatmen. Wiederholen Sie diesen Ablauf des kreisförmigen Atmens für drei oder vier Atemkreise. Wie ist das für Sie?

Wenn Ihre Problemzone der Hals, Brustkorb oder die Lendenwirbelsäule ist oder Sie diese Technik noch weiter üben möchten, stellen Sie sich vor, durch die Mitte Ihres Körpers einzuatmen bis zum höchsten Punkt des Scheitels. Beim Ausatmen spüren Sie, wie Ihr Atmen durch Hinterkopf, Nacken und die Mitte des Rückens bis zum unteren Rücken und durch Ihr Steißbein aus dem Körper fließt. Und schließlich stellen Sie sich vor, wie er durch beide Beine nach unten strömt. Wiederholen Sie diesen Ablauf mehrmals. Wie wirkt sich das aus? Wie unterscheiden sich Ihre Erfahrungen hier von denen bei den ersten drei Formen des kreisförmigen Atmens?[12]

✍ Denken Sie daran, Ihre Beobachtungen bei dieser Übung in Ihrem Schmerztagebuch zu notieren.

Ebenso wichtig wie die Regulierung der emotionalen und sensorischen Aspekte der Körpererfahrung ist für die Unterstützung Ihrer Selbstregulierung die Vertiefung von sozialen Kontakten und der Aufbau eines helfenden Netzwerks. Dazu sollte auch die zuverlässige Beziehung zu behandelnden Spezialisten gehören. Wir werden im Lauf des weiteren Programms die speziellen Werkzeuge für die Selbstregulierung vorstellen, die wir am nützlichsten finden, und auch Hinweise geben, wie Sie hilfreiche und unterstützende Beziehungen zu sich selbst und anderen aufbauen.

Sie werden nicht nur lernen, soziale Unterstützung zu nutzen, sondern sich auch in der Anwendung von Werkzeugen üben, mit denen Sie den Faktoren entgegenwirken, die beim Übergang von normalen akuten Schmerzen zur Abwärtsspirale von chronischen Schmerzen häufig eine Rolle spielen, und diese deaktivieren. Dieser Prozess, den wir im nächsten Kapitel ausführlich erläutern, wird Ihnen helfen, sich aus der Schmerzfalle zu befreien, und Sie auf dem Weg zur Schmerzfreiheit ein ganzes Stück weiterbringen.

3

Faktoren neutralisieren, die chronische Schmerzen verursachen

In Kapitel 2 haben wir uns angeschaut, wie chronische Schmerzen dadurch entstehen können, dass natürliche Reaktionen auf Bedrohungen wie Angriff, Flucht und Erstarrung nicht abgeschlossen und im Körper losgelassen werden und zu kontinuierlichen Spannungen und Abwehrreaktionen führen, die schließlich in der Schmerzfalle münden.

In diesem Kapitel werden wir erörtern, wie der Übergang von normalen, unvermeidlichen Schmerzen zu chronischen Schmerzen aussieht, die auch dann anhalten, wenn die ursprüngliche Schmerzquelle beseitigt ist. Die Selbstregulierung bei allen »großen drei« Traumareaktionen – Angriff, Flucht und Erstarrung – kann versagen aufgrund von Mechanismen wie:

- Dissoziation
- innere Unruhe, Angst und Panik
- Hilflosigkeit und Hoffnungslosigkeit
- Ärger, Wut und Reizbarkeit

Wir werden alle diese Mechanismen im Einzelnen erläutern und Ihnen eine Reihe von praktischen Werkzeugen vorstellen, mit denen Sie sich aus dem Zugriff der Schmerzen befreien können.

Dissoziation

Der erste Mechanismus, den wir hier erforschen, beruht auf der Abwehrstrategie der Dissoziation, die mit der Reaktion der Erstarrung zusammenhängt. Dissoziation ist das primitivste Element unserer natürlichen Reaktion auf Schmerzen wie auf Bedrohungen und Traumen. Es handelt sich hier um ein automatisches Abschneiden von der Umgebung insgesamt, das uns ermöglicht, überwältigende Ängste und Furcht zu bewältigen, indem wir Bewegung und Kraftaufwand auf ein Minimum herunterfahren und uns betäuben, um keine Schmerzen zu spüren.

Wenn Sie selbst schon einmal einen Unfall hatten, und sei es einen kleinen, wissen Sie selbst, wie das vor sich geht. Vielleicht steuern Sie Ihr Fahrzeug durch den Verkehr, hören Musik, sehen Ihre Umgebung vorbeiziehen und sind in Gedanken, Tagträume und Erinnerungen vertieft. Schon im nächsten Augenblick können Sie völlig verängstigt und verunsichert sein, weil ein anderes Fahrzeug auf Ihres auffährt. Vielleicht sind Sie imstande zu überprüfen, ob Sie sich körperlich irgendwo verletzt haben, aus dem Wagen zu steigen, sich mit dem anderen Fahrer zu verständigen und Informationen auszutauschen. Möglicherweise können Sie Ihre Geschichte sogar einem Polizisten oder Notfallsanitäter erzählen, die zum Unfallschauplatz gerufen wurden (wie Bill es vermochte, obwohl er ein Kopftrauma erlitt).

An irgendeinem Punkt dieser Abläufe jedoch kann Ihnen auffallen, dass Sie Ihren Körper gar nicht mehr spüren, also auch kein zuverlässiger Zeuge Ihrer eigenen Verletzungen sein können. Diese Betäubung beruht auf der Schockreaktion und der Aktivierung schützender chemischer Substanzen durch verschiedene Gehirnzentren. Diese chemischen Substanzen, wie zum Beispiel Endorphine, sollen den Schmerz minimieren und ein angemessenes Abwehrverhalten ermöglichen. Dissoziation ist tatsächlich für unser Überleben ein ganz entscheidender Mechanismus. Wird dieser jedoch zur Gewohnheit, verliert sich die betroffene Person im dissoziierten Zustand und findet den Weg nicht zurück zur Verbundenheit mit dem Körper.

Der Weg zurück

Wenn Sie sich von Ihrem Körper und damit auch von Ihren Schmerzreaktionen eindeutig abgeschnitten haben, besteht der erste Schritt zur Überwindung der Schockreaktion (ganz gleich, ob diese erst kürzlich oder schon vor längerer Zeit erfolgt ist) darin, zu spüren, wann und wo Sie sich dissoziiert haben, um dann zu lernen, sich wieder mit Ihrem Körper zu verbinden. Bei dieser Rückverbindung entdecken und entwickeln Sie verschiedene Ressourcen, die Ihnen helfen, die Stress- und Schmerzreaktionen Ihres Körpers allmählich aufzulösen. Bei einer erfolgreichen Selbstregulation der Stressreaktionen Ihres Körpers sind Sie auf die Dissoziation nicht länger angewiesen, können Schmerzen schneller auflösen und gewinnen ein besseres Gefühl für die eigenen Kräfte und Stärken.

Dissoziation aufheben

Es gibt viele Werkzeuge, die Ihnen helfen, Ihre Dissoziation rückgängig zu machen, sodass Sie mit Ihren körperlichen Erfahrungen (einschließlich Ihrer Schmerzen) wieder in Berührung kommen und anfangen können, sie auf sichere, produktive Weise zu erforschen. In diesem Teil des Kapitels machen wir Sie mit einigen dafür erforderlichen Fähigkeiten und Werkzeugen bekannt und geben Ihnen auch Gelegenheit, diese anzuwenden.

Ein möglicher erster Schritt besteht hier darin, herauszufinden, was Sie im dissoziierten Zustand erleben. Wenn es sich um eine klassische Dissoziation handelt, würden Sie wahrscheinlich sagen: »Ich befinde mich außerhalb meines Körpers und schaue von oben auf dich – auf mich.« Wenn Sie sich dieses Abgeschnittensein bewusst machen, ist es wichtig, darauf zu achten, *wie* Sie zu Ihrem Körper auf Distanz gehen. Ein Weg dorthin ist zum Beispiel, dass Sie diese Erfahrung vertiefen. Fühlt dieses Abgeschnittensein sich an wie ein Schweben, könnten Sie sich fragen: »Spüre ich, wie ich mehr nach rechts oder mehr nach links oder in eine andere Richtung schwebe?« Können Sie dann beschreiben, was Sie von diesem Ort aus sehen?

Nach dieser Vertiefung der Erfahrung, sich außerhalb des Körpers zu befinden, können Sie als Nächstes versuchen zu beschreiben, was Sie *in* Ihrem Körper wahrnehmen – selbst wenn Ihnen das nur ansatzweise möglich ist. Vielleicht machen Sie dabei die erstaunliche Erfahrung, in wenigen Augenblicken in den Körper zurückzukehren, zu sich zu kommen und festzustellen, dass Ihre Ängstlichkeit und Furcht erheblich abgenommen haben. Der Schlüssel hier liegt darin, in der Dissoziation Ihrem gefühlten Sinn zu folgen, so gut es Ihnen möglich ist. Dabei müssen Sie ganz langsam, behutsam und schrittweise vorgehen, um zu erleben, dass es in Ordnung ist, wieder »nach Hause« zurück in den Körper zu kommen.

Wenn Sie dies lesen, denken Sie vielleicht: »Aber ich fühle nichts. Ich bin einfach wie betäubt.« Ganz gleich, was Sie gerade wahrnehmen (oder auch nicht wahrnehmen), manche Körperbereiche fühlen sich immer weniger betäubt an als andere. Jetzt können Sie einen Body-Scan[13] machen und sich systematisch von den Füßen bis zum Oberkopf mit der Aufmerksamkeit auf den Körper ausrichten, um Ihr Körpererleben noch genauer zu verfolgen. Dabei werden Sie in jedem Fall Unterschiede aufspüren, auch wenn diese nur geringfügig oder subtil sind.

Nehmen Sie sich gleich jetzt ein paar Minuten Zeit für einen Body-Scan, um sich auf Ihre Körpererfahrung auszurichten. Beginnen Sie mit dem Oberkopf oder mit den Fußsohlen und gehen Sie systematisch durch den ganzen Körper. Spüren Sie behutsam in den gewählten Körperteil hinein und nehmen Sie die verschiedenen Empfindungen dort wahr. Wenn Sie »gar nichts« empfinden, fragen Sie sich, wie das ist, und achten Sie auf Ihre Reaktionen.

Dann gehen Sie zum nächsten Körperbereich über und spüren hinein. Vom Oberkopf können Sie abwärts zu Gesicht, Kiefer und beiden Kopfhälften wandern. Wenn Sie mit den Fußsohlen beginnen, können Sie sich fragen, wie es ist, sich auf Fußrücken und Unterschenkel ausrichten. Was spüren Sie hier?

Fahren Sie fort, mit der Aufmerksamkeit systematisch und fließend durch verschiedene Bereiche Ihres Körpers zu wandern und einen Rhythmus zu finden, in dem Sie sich von Ort zu Ort begeben. Wenn Sie das Gefühl haben, den Body-Scan abgeschlossen zu haben, können Sie sich fragen, ob und wie Ihre Beziehung zum Körper jetzt eine andere ist als vor der Übung. (Genauere Informationen und Übungen zum Body-Scan finden Sie im Anhang unter »Weiterführende Informationen«.)

Eine Werkzeugkiste für die Aufhebung der Dissoziation

Wenn Sie Erfahrungen mit Körperarbeit haben, fragen Sie sich vielleicht, ob die Werkzeuge, die wir Ihnen in diesem Abschnitt anbieten, nicht zu allgemein sind. Wir möchten Sie bitten, auch dann damit zu experimentieren, wenn Sie denken, Sie wüssten, was dabei geschieht. Wir beide nutzen diese Werkzeuge selbst regelmäßig und machen dabei immer wieder wichtige Entdeckungen (manchmal ganz unverhoffter und kreativer Art), die unsere körperlichen Ressourcen bereichern.

Achtsamkeit

Eine grundlegende Fähigkeit zur Selbsthilfe, die Sie unterstützt, sich wieder mit dem Körper zu verbinden, ist Achtsamkeit, durch die Sie zum besseren Beobachter Ihrer Körpererfahrung werden. Eine wichtige Anwendungsmöglichkeit von Achtsamkeit besteht darin, sich einem relativ neutralen oder sich gut anfühlenden Körperbereich zuzuwenden, den Sie immer wieder zuverlässig aufsuchen können. Mit anderen Worten: Wenn Sie aufgebracht, übererregt oder vom Körper abgeschnitten sind, ist es sehr hilfreich, einen Ort in Ihrem Körper aufzusuchen, der Ihnen ein kontinuierliches Gefühl von Verbundenheit, relativer Sicherheit und Geborgenheit vermittelt. Diese neutrale somatische Erfahrung, die Ihnen ein Gefühl von Sicherheit gibt, ist oft ein sehr wirkungsvolles Mittel, ganz gleich, was in Ihnen oder um Sie herum gerade vor sich gehen mag.

Die folgende Übung unterstützt Sie darin, körperlich zur Ruhe zu kommen, indem Sie einen Ort (oder eine Reihe von Orten) im Körper finden, an den Sie sich bei Schmerzen und anderen Beschwerden zurückziehen können.

ÜBUNG 3
Einen Ort der Sicherheit und Ruhe im Körper finden

Mit dem Kopf oder den Füßen beginnend (was Ihnen lieber ist), wandern Sie nach und nach zu Bereichen im Körper, die sich bis zu einem gewissen Grad »okay« anfühlen – das heißt, die sich nicht unbedingt angenehm anfühlen, aber auch nicht schmerzen. Dann richten Sie Ihre Aufmerksamkeit auf Bereiche Ihres Körpers, die Sie nicht fühlen können – die wie betäubt oder wie »leer« sind. Das können Körperteile sein, von denen Sie sich ständig abschneiden, wie Ihre Füße, Beine, Hände und Finger, Brustkorb oder Becken. Achten Sie darauf, ob es hier Verbindungen gibt zu früheren Verletzungen oder zu Bereichen, die sich bei Stress immer wieder bemerkbar machen.

Nehmen Sie sich ein paar Momente Zeit, um mithilfe Ihres Atems in einen der betäubten oder abgeschnittenen Bereiche hineinzuspüren. Beim Einatmen spüren Sie diesen Teil Ihres Körpers; beim Ausatmen spüren Sie ihn wieder. Nach drei bis vier ganzen Atemzügen fragen Sie sich: »Was spüre ich jetzt in diesem Bereich? Bin ich mit diesem Teil meines Körpers stärker verbunden? Oder weniger verbunden? Verändern sich meine Empfindungen für diesen Körperteil in eine positive Richtung?«

Kommen Sie auf diese Übung entweder am selben Tag später oder an einem anderen Tag noch einmal zurück. Wie haben sich Ihre Empfindungen für diesen Körperteil verändert? In welcher Hinsicht fühlt er sich neutral an? Empfinden Sie ihn allmählich als angenehmer? Wie verändern sich Ihre Schmerzen dadurch, dass Sie mit diesem Körperbereich in Berührung kommen?

✍ Halten Sie Ihre Erfahrungen auch mit dieser Übung in Ihrem Schmerztagebuch fest.

Erdung

Ein weiteres einfaches Hilfsmittel zur Aufhebung von Dissoziation besteht darin, sich durch Ihre Füße und Beine zu erden. Die nächste Übung zeigt Ihnen, wie Sie lernen, sich geerdet zu fühlen, um bei Schmerzen zentriert zu bleiben.

Erdung gehört zu den grundlegenden Fähigkeiten, um sich mit Ihrem Körper zu verbinden. Dabei geht es generell darum, die Energie in Ihrem Körper auszubalancieren, indem Sie sich mit der Schwerkraft verbinden, die uns auf der Erde hält. Erdungsübungen wie die, die wir als Übung 4 aufgenommen haben, helfen Ihnen, sich mit physischen und spirituellen, mentalen und emotionalen Energien zu verbinden und diese in Einklang zu bringen, sodass Sie sich im Körper sicher fühlen.

Diese Erdung ähnelt der elektrischen Erdung, die elektrische Schaltkreisläufe mit der Erde verbindet, sodass die Energie sicher in die Erde abgeleitet und technische Schäden, Feuer oder andere negative Folgen verhindert werden. Blitzableiter zum Beispiel sind Erdungsgeräte, durch welche die Elektrizität von Blitzen sicher von der Luft in die Erde gelangt, ohne Menschen oder Sachwerte zu beschädigen.

Erdungsprozesse wie der, zu dem wir Sie in der nächsten Übung anleiten, helfen Ihnen, sich vollständig mit Ihrem Körper zu verbinden, ohne Ihre Energiekreisläufe zu überlasten oder zu überfordern. Durch den Kontakt zu Ihren Beinen und Füßen finden Sie auch eine feste Grundlage, um den restlichen Körper erforschen zu können.

ÜBUNG 4
Erdung

Beginnen Sie, indem Sie Ihr Gewicht behutsam von einem Fuß auf den anderen verlagern. Vielleicht stellen Sie sich vor, Ihre Füße seien wie Saugnäpfe von Froschfüßen, die Sie fest, aber flexibel mit dem Boden verbinden.

Als Nächstes drücken Sie beim Einatmen ein Bein oder beide Beine sanft in Richtung Boden. Beim Ausatmen lassen Sie die Anspannung in Ihrem Körper wieder los. Probieren Sie selbst aus, wie viel Anspannung Sie loslassen und sich dabei trotzdem aufrecht halten können. Jetzt probieren Sie das Umgekehrte: Atmen Sie ein und spüren Sie, wie der Atem in den Körper strömt, um dann beim Ausatmen ein Bein oder beide Beine Richtung Boden zu drücken.

Helfen Ihnen die Empfindungen, abwechselnd nach unten zu drücken und loszulassen, um sich besser mit dem Körper zu verbinden? Experimentieren Sie mit mehr und weniger Druck durch Füße und Beine, bis Sie ein klares Gefühl von Verbundenheit haben. Wie wirkt sich diese Erdung auf Ihr Wohlbefinden aus?

✍ Vergessen Sie nicht, Ihre Erfahrungen auch mit dieser Übung in Ihrem Schmerztagebuch festzuhalten.

Atmen

Eine weitere Hilfe zur Aufhebung von Abgeschnittensein und Dissoziation besteht darin, sich auf den Atem auszurichten. Statt aber Ihren Atem steuern oder verändern zu wollen, möchten wir Ihnen beibringen, sich die tatsächliche Erfahrung des Atmens bewusst zu machen. Oft führt allein dieser einfache Schritt dazu, dass sich Anspannung und Schmerzen legen. In jedem Fall fühlen Sie sich durch dieses bewusste Atmen mit sich selbst und anderen stärker verbunden.

ÜBUNG 5
Einfach atmen

Ohne Ihren Atem bewusst verändern zu wollen, verfolgen Sie einfach, wie Sie den Atem beim Ein- und Ausatmen im Körper spüren, vergleichbar mit Wellen, die an den Strand rollen und sich wieder zurückziehen. Was verändert sich in Ihrem Körper bei diesem Atemzyklus? Wie verändert sich Ihr Schmerz?

Wenn Ihnen diese Übung hilft, verfolgen Sie jetzt den Weg des zweiten Atemzugs im Körper beim Ein- und Ausströmen und spüren den Atem wieder wie Ebbe und Flut im Ozean. Was verändert sich diesmal in Ihrem Körper? Nehmen Sie in Bezug auf Ihre Schmerzen weitere Veränderungen wahr?

Machen Sie diese Übung[14] vor allem dann, wenn Sie ängstlich und gestresst sind oder Beschwerden haben.

Wir möchten hier darauf hinweisen, dass der Fokus bei dieser Atemübung weniger auf dem Ein- als auf dem Ausatmen liegt. Mit anderen Worten: Es ist wichtiger, dass Sie lernen, ganz auszuatmen, als sich darauf zu konzentrieren, ganz einzuatmen. Die nächste Übung wird Ihnen helfen, Ihr Ausatmen zu verlängern.

Seit Jahrtausenden nutzen Menschen tibetische und andere spirituelle Gesänge für Heilungszwecke und um die Pforten der Wahrnehmung zu öffnen. Wir haben die folgende Übung, mit einigen Abwandlungen, von diesen Gesängen übernommen. Das »Wuu« öffnet die Organe im Bauch, sodass sie sich ausdehnen und vibrieren. Diese Vibrationen wiederum stimulieren den Vagusnerv (nach dem Rückenmark der größte Nerv im Körper) und erzeugen neue Signale, die ein überreiztes oder abgeschaltetes Nervensystem wieder ins Gleichgewicht bringen können. Diese einfache Übung kann Ihre Beziehung zum Schmerz wirklich verändern, manchmal dramatisch, manchmal ganz allmählich.

ÜBUNG 6
Die Wuu-Atmung

Finden Sie zunächst einmal einen bequemen Ort zum Sitzen. Atmen Sie langsam ganz ein, und halten Sie dann kurz inne. Beim Ausatmen lassen Sie behutsam den Ton »Wuu« vibrieren, als käme dieser aus Ihrem Bauch. Halten Sie diesen Ton während der gesamten Ausatmung. Lassen Sie den Atem ganz aus dem Körper strömen, und dann halten Sie inne und warten, dass das Einatmen von selber geschieht. Wiederholen Sie dies mehrmals, und spüren Sie dann Ihren Körper, vor allem Finger, Hände und Füße wie auch andere Körperbereiche, die sich möglicherweise lebendiger oder weniger schmerzhaft anfühlen.

Wir schlagen vor, diese Übung mindestens dreimal am Tag zu machen, vor allem, wenn Sie merken, dass Sie gestresst sind oder Ihre Schmerzen zunehmen. Sie können sie auch am Tagesende abends im Bett vor dem Einschlafen machen – und dann wieder am Morgen.

✍ Beschreiben Sie Ihre Erfahrungen mit dieser Übung wieder in Ihrem Schmerztagebuch und halten Sie fest, wie Sie sich gefühlt haben.

Positive Regulation des Atems

Für manche Menschen ist die betonte Ausrichtung auf den Atem schwierig, da sie versuchen, ihn zu kontrollieren. Eine bewusste Steuerung des Atems ist meistens nur für ein, zwei Atemzüge hilfreich. Wenn Sie in Panik sind oder heftige Ängste haben und sich für den Moment beruhigen wollen, können Sie ein paarmal tief und entspannt atmen und dabei die Ausatmung betonen. Probieren Sie einmal die nächste Übung aus, um einen anderen Weg zu finden, Ihren Atem spontan zu regulieren.

Abgewandelte Zwerchfellatmung

Legen Sie eine Hand über und die andere Hand unter den Bauchnabel. Beim Einatmen drücken beide Hände sanft nach unten, und beim Ausatmen lassen Sie alle Muskeln im Bauch wie in den Händen locker und entspannt.

Vielleicht möchten Sie auch einmal mit der umgekehrten Form dieser Atemübung experimentieren. Dazu legen Sie beide Hände übereinander auf Ihr Zwerchfell, drücken beim Ausatmen behutsam nach unten und lassen beim Einatmen alle Muskeln los. Fahren Sie ein paar Atemzüge so fort. Haben diese beiden Übungsvarianten unterschiedliche Auswirkungen?

Manche Menschen finden es hilfreich, diese Übung mit der Erdung durch die Füße oder Beine zu kombinieren.

Wenn Sie das ausprobieren möchten, drücken Sie, während Ihre Hände auf dem Zwerchfell liegen und behutsam nach unten drücken (beim Einatmen oder Ausatmen, was Ihnen lieber ist), gleichzeitig Ihre Beine und Füße Richtung Boden. Achten Sie darauf, wie sich das anfühlt.

Was haben Sie während dieser Übung festgestellt? Viele Menschen entdecken, dass bei ihnen innerhalb von Sekunden ein Gefühl der Zusammengehörigkeit von Atem und Körper entsteht. Und wie immer: Wenn Sie diese Übung für sich wenig hilfreich empfinden, verzichten Sie eine Weile darauf.

✍ Schreiben Sie Ihre Erfahrungen mit dieser Übung wieder in Ihr Schmerztagebuch.

Ein warnender Hinweis: Bei manchen Menschen kann die Ausrichtung auf den Atem Ängste verstärken, vor allem, wenn sie die Atemübung ohne Anleitung machen. Sollte das auf Sie zutreffen, kann das kreisförmige Atmen (siehe die gleichnamige Übung am Ende von Kapitel 2) für Sie eine bessere Alternative sein. Der Grund dafür ist, dass der Fokus hier mehr auf der Körperperipherie liegt und nicht auf Zwerchfell, Bauch oder Körpermitte. Denken Sie daran, wesentlich ist immer, sich zu fragen, was für Sie am besten wirkt. Es ist wichtig, dass Sie sich wirklich erlauben zu experimentieren und eine Methode oder Übung, die bei Ihnen nicht wirkt, aufzugeben und zur nächsten überzugehen. Es gibt viele weitere Techniken, die für Sie im Augenblick vielleicht angemessener und wirkungsvoller sein können.

Innere Unruhe, Angst und Panik

Zu den weiteren häufigen Reaktionen auf Trauma und Schmerz gehören Ängste. Bei der Diagnose »generalisierte Angststörung« handelt es sich meistens um chronische, übertriebene Besorgnis und innere Anspannung. Und obwohl es für diese Gefühle keine Anhaltspunkte zu geben scheint (oder alles sie auslöst), können sie sich in deutlichen Symptomen äußern.

Einige dieser Symptome hängen mit dem sympathischen Zweig des zentralen Nervensystems zusammen und sind verbunden mit Unruhe, Übererregtheit und dem Gefühl, am Rande seiner Kräfte zu sein. Ein weiteres Symptom ist schnelle Erschöpfung, vor allem, wenn sich die Situation verfestigt. Dazu können Konzentrationsstörungen, Denkschwäche oder Bewusstseinstrübungen und mentale Aussetzer kommen. Zu den hier auftretenden Schwierigkeiten gehören oft auch eine generelle Reizbarkeit, Muskelverspannungen und Schlafstörungen, wie Schwierigkeiten, ein- oder durchzuschlafen. Panik hingegen ist oft verbunden mit heftigen somatischen Symptomen wie Herzrasen oder Herzklopfen, Atemstörungen wie Kurzatmigkeit oder Übelkeit.

Aus der neurobiologischen Forschung wissen wir, dass Panik und Angst durch die Amygdala ausgelöst werden, unser generelles natürliches Alarmzentrum. Bei Trauma ist unser Alarmsystem durch den Mechanismus des Gedächtnisses gestört. Frühere traumatische Ereignisse werden im prozeduralen oder impliziten Gedächtnis gespeichert, als setzten sie sich fort und würden in der Gegenwart passieren.[15]

Das führt dazu, dass das Alarmsystem scheinbar willkürlich anspringt, tatsächlich aber reagiert es auf unbewusste Hinweise aus der Vergangenheit. Mit der Zeit entwickelt sich daraus eine ständige Warnung, dass etwas falsch läuft und wir uns permanent in

Gefahr befinden. Dann können wir durch fragmentarische emotionale Erinnerungen, die unser denkendes Gehirn stören, ständig aktiviert sein. Das ist auch der Grund dafür, dass wir bei akuten Angst- oder Panikreaktionen nicht gut intervenieren können.

Außerdem können Schmerzen heftig zunehmen, wenn das Nervensystem durch Angst überaktiviert und damit gestört ist. Dann schlagen die Nerven aufgrund einer *Schmerzüberempfindlichkeit* falschen Alarm. Diese Überempfindlichkeit kann bewirken, dass selbst angenehme sinnliche Erfahrungen wie die Berührung der Haut mit Stoff zum Auslöser von Schmerz und selbst schmerzhaft werden. Wenn das passiert, ist Schmerz nicht mehr angemessen, sondern wird als solcher zur Krankheit und damit zur hartnäckigen, anhaltenden Qual.

Manche Menschen mit einem ungelösten Trauma erleben das Entsetzen oder die Angstreaktion als Erstes morgens beim Aufwachen, während andere berichten, dass ihre Ängste eher abends einen Höhepunkt erreichen. Obwohl wir nicht genau wissen, worauf dieses Phänomen beruht, vermuten wir, dass es auf einen schwankenden Cortisolspiegel zurückgeht. Man geht generell davon aus, dass Menschen, die an einer chronischen PTBS leiden, einen niedrigen Cortisolspiegel haben, da dieser mit der Zeit durch die verstärkten Reaktionen der Amygdala abgebaut wird.[16]

Eine Untersuchung über Menschen, die sich selbst verletzen,[17] weist darauf hin, dass deren Cortisolspiegel am ersten Tag sehr niedrig war, dann langsam anstieg, bis die Teilnehmenden am siebten Tag relativ hohe Cortisolspiegel aufwiesen. Auf dem Höhepunkt dieses Zyklus tendierten die Untersuchungsteilnehmer dazu, sich selbst zu verletzen. Zu helfen schien ihnen, wenn man sie bat, morgens nicht sofort aufzustehen, um Ängste zu vermeiden, sondern stattdessen zunächst einmal ein paar leichte Dehnübungen zu machen.

Werkzeuge für die Überwindung von innerer Unruhe, Angst und Panik

Sich ein wenig bewegen

Die meisten Menschen, die morgens ängstlich aufwachen, neigen dazu, entweder in diesem Zustand zu verharren oder sofort aus dem Bett zu springen und sich mit etwas anderem zu beschäftigen. Sollten Sie morgens mit starken Ängsten aufwachen, können Sie versuchen, sich ein wenig zu bewegen. Vielleicht machen Sie eine der Atemübungen aus unserem Programm, mit der Sie bereits gute Erfahrungen haben. Anschließend stehen Sie langsam auf und kommen allmählich in Gang, indem Sie Ihre üblichen morgendlichen Tätigkeiten relativ langsam verrichten. Ab und zu möchten Sie sich vielleicht eine Weile hinsetzen und überprüfen, wie die Angst sich jetzt anfühlt und wie es Ihnen generell geht. Wenn Menschen ihren Tag in diesem selbstbestimmten Tempo beginnen, scheint das ihren Cortisolspiegel zu stabilisieren und Ängste abzubauen.

Inseln der Sicherheit

Vielen Menschen mit Schmerzen ist bewusst, dass sie, sobald der Schmerz zunimmt, ängstlich und besorgt werden. Das zeigt, wie eng die Beziehung zwischen Schmerz und Ängsten ist. In diesem Programm stellen wir Ihnen eine Reihe von Werkzeugen vor, die beim Zusammenspiel von Schmerz und Ängsten sowie Ängsten und Schmerz ziemlich wirkungsvoll sind. Der Schlüssel liegt darin, herauszufinden, was in der jeweiligen Situation am besten wirkt. Manchmal kann die Lösung nach einer Stunde oder einem Tag schon wieder anders aussehen.

Eine wirkungsvolle Strategie besteht darin, »Inseln der Sicherheit« zu schaffen. Wenn Sie im tobenden Meer von Trauma,

Angst, Furcht oder Schmerz treiben, finden Sie vielleicht eine winzige Insel, wo Sie sich – und sei es nur für einen Augenblick – beruhigen können. Dazu können Sie den Ort der Ruhe in Ihrem Körper aufsuchen, den Sie in der ersten Übung in diesem Kapitel (»Einen Ort der Sicherheit und Ruhe im Körper finden«) bereits entdeckt haben. Wiederholen Sie diese Übung jetzt, und finden Sie einen Ort der Ruhe oder Zuflucht vor Schmerzen oder anderen Beschwerden. Von dort aus können Sie nach einer weiteren winzigen Insel suchen, um die beiden Inseln dann mit einer Brücke zu verbinden. Wenn Sie so fortfahren, bekommen Sie allmählich ein richtig großes Stück Land zusammen, eine große, stabile Insel, vielleicht mit Hügeln und Festland in der Mitte.

Der Schlüssel für die Arbeit mit sehr schwierigen Zuständen wie Angst, innerer Unruhe oder Hilflosigkeit besteht darin, sich Werkzeuge anzueignen, mit denen Sie diese Erfahrungen verändern können, und sei es nur ein wenig. Das Nervensystem kann sich – vor allem in Bezug auf chronische Zustände – nicht auf der Stelle nachhaltig verändern. Aber wenn Sie hier eine kleine Veränderung und dort eine weitere vornehmen, entdecken Sie allmählich, dass Sie sich auf festem Boden befinden und das Meer von Schmerz und Stress zwar um Sie herum noch weiter tobt, Sie sich aber nicht mehr mittendrin befinden: Sie haben sich stattdessen auf einer sicheren Insel niedergelassen.

Machen Sie einen Moment Pause, nehmen Sie einen Atemzug und entscheiden Sie weiter

Eine weitere Möglichkeit ist, bei Ängsten durch drei einfache Schritte Erleichterung zu finden. Wenn Sie bemerken, dass Schmerz oder Angst zunehmen, besteht der erste und wichtigste Schritt darin, eine Pause einzulegen. Halten Sie ganz bewusst inne und machen Sie alles langsamer.

Im nächsten Schritt machen Sie einen ganz bewussten Atemzug (siehe die obige Übung »Einfach atmen«). Nehmen Sie wahr, was in Ihrem Körper passiert, während Sie einmal vollständig ein- und ausatmen.

Nach diesem einen Atemzug – und vielleicht wollen oder müssen Sie einige weitere nehmen – sind Sie jetzt in der Lage zu entscheiden, welchen nächsten Schritt Sie tun wollen. Sie können beschließen, Inseln der Sicherheit zu schaffen, ein paar sanfte Dehn- oder andere Bewegungsübungen machen, die Werkzeuge benutzen, die auf Atmen oder Achtsamkeit beruhen oder aus der energetischen Psychologie stammen. Sie können auch andere Techniken ausprobieren, die wir Ihnen in diesem Buch vorstellen. Durch diesen einen Atemzug kommen Sie in Bewegung und gelangen schließlich über Angst, Schmerz und Trauma hinweg.

Hartnäckige Angstzustände, Furcht und Panik auflösen

Wir müssen die Auflösung von Ängsten und Angstzuständen bei der Schmerzbehandlung ständig im Auge behalten. Wir gehen davon aus, dass sämtliche chronischen Schmerzzustände auch Angstzustände sind – das heißt, die Schmerzen hängen eng zusammen mit dem Erleben unkontrollierter Ängste, die bewirken, dass der Körper sich zusammenzieht oder verspannt. Das wiederum führt dazu, dass der Organismus noch mehr Schmerz erlebt, was weitere Furcht und Ängste auslöst und so weiter.

Eine weitere wichtige Möglichkeit, mit Angst zu arbeiten, ist die achtsame Beobachtung. Wenn wir imstande sind, zur Angst auf Distanz zu gehen, sie zu beobachten und als körperliche Empfindung, einhergehend mit bestimmten Gedanken und Bildern, zusammen mit diesen zu analysieren, löst sie sich oft auf und wandelt sich.

Um ein Gespür für diesen Prozess zu bekommen, stellen Sie sich einmal vor, dass Sie fähig wären, vor dem Auslöser Ihrer Schmerzen zu fliehen. Wenn eine bestimmte Situation wie ein Unfall oder eine Verletzung Ihre Schmerzen ausgelöst hat, stellen Sie sich vor, dass Sie vor dieser Situation weglaufen können.

Joe zum Beispiel malte sich aus, den Zusammenstoß bei dem Motorradunfall, bei dem er sich seine chronischen Rückenschmerzen zuzog, bereits erahnen zu können, bevor er tatsächlich passierte. Er stellte sich vor, das Tempo zu beschleunigen, sein Motorrad in eine andere Richtung zu lenken und das gelungene Ausweichen in seinem Körper zu fühlen.

Wenn auch Ihre Schmerzen in einer bestimmten Situation angefangen haben, stellen Sie sich vor, einfach wegzulaufen, dem Hindernis durch einen Sprung auszuweichen oder in anderer Form aktiv davor zu fliehen. Was fühlen Sie im Körper, wenn Sie sich das vorstellen? Wie erleben Sie die Fluchtreaktion? Welche Auswirkungen hat das auf Ihre Erinnerungen an den Vorfall? Und wie wirkt sich das jetzt auf Ihre Schmerzen aus?

✍ Vielleicht möchten Sie Ihre Reaktionen bei dieser Miniübung in Ihrem Schmerztagebuch festhalten.

Hilflosigkeit und Hoffnungslosigkeit

Bei Hilflosigkeit fühlt sich ein Mensch von Ängsten und Furcht überwältigt. Sie können Angst oder Entsetzen aber auch ohne dieses Gefühl der Überwältigung verspüren. In dem Fall haben diese Gefühle jedoch keine langfristigen Auswirkungen, weil Sie wissen, dass Sie in der Lage sind, sie zu überwinden. Aber bei Menschen, die diese Erfahrung nicht haben und nicht wissen, dass sie Ängste, Chaos und Furcht durchstehen werden, kann das Empfindungen, Gefühle und Körperhaltungen von Hilflosigkeit und Hoffnungslosigkeit auslösen.

Die Forschung über Hilflosigkeit geht maßgeblich auf den Psychologen Dr. Martin Seligman zurück, der den Begriff »erlernte Hilflosigkeit«[18] prägte, um damit Situationen zu beschreiben, in denen wir aus unserer eigenen Sicht keine Wahl oder Kontrolle über sehr schwierige, in manchen Fällen lebensbedrohliche Umstände haben. Robert Scaer weist in seinem Buch *The Trauma Spectrum* darauf hin, dass Hilflosigkeit und Hoffnungslosigkeit mit einer ungelösten Erstarrungsreaktion zusammenhängen können.[19]

Werkzeuge für die Bewältigung von Hilflosigkeit und Hoffnungslosigkeit

Wir möchten Sie einladen, selbst Erfahrungen mit einigen Werkzeugen zu machen, die Ihnen helfen können, Hilflosigkeit und das Gefühl des Zusammenbrechens zu bewältigen. Nehmen Sie sich Zeit, diese Möglichkeiten zu erforschen und mit einer oder mehreren zu arbeiten, auf die Sie ansprechen. Sollte keine dieser Übungen bei Ihnen wirken oder Sie sich davon in irgendeiner Weise überfordert fühlen, nehmen Sie sich bitte die Freiheit, sie erst einmal wegzulassen und zu einem anderen Zeitpunkt noch einmal auszuprobieren.

Mit der Körperhaltung von Hilflosigkeit arbeiten

Hilflosigkeit und Resignation äußern sich in der körperlichen Haltung des Zusammenbruchs – die Schultern sind gebeugt, der Brustkorb eingezogen und das Zwerchfell (die Magengrube) ist wie eingeknickt. Das ist die Haltung des Aufgebens. Wenn wir Menschen helfen, sich diese Haltungen bewusst zu machen, arbeiten wir mit ihnen oft in einer stehenden Position. Im Stehen müssen sich Ihre Muskeln auf die Schwerkraft einstellen und können nicht völlig zusammenbrechen, was im Sitzen schneller passiert.

Hier eine Übung zur Erforschung der Empfindungen und Gefühle von Hilflosigkeit.

ÜBUNG 7

Die Körperhaltung von Hilflosigkeit und Zusammenbruch verändern

Achten Sie im Stehen auf die Körperbereiche, die sich kraftvoll anfühlen. Vielleicht spüren Sie diese Kraft in Ihren Fußgelenken, Beinen, Oberschenkeln, Armen, Ellenbogen oder Schultern. Achten Sie auf die Empfindungen in diesen Bereichen, die sich – und sei es nur ein wenig – anders anfühlen als Hilflosigkeit und Zusammenbruch. Nehmen Sie sich Zeit, dieses Gefühl von Kraft im ganzen Körper zu erforschen und die entsprechenden Körperteile genauer wahrzunehmen.

Ein weiterer wichtiger Schritt besteht darin, im Alltag darauf zu achten, wann Sie erste Anzeichen von Gefühlen oder Empfindungen der Hilflosigkeit wahrnehmen. Ihr Schmerz oder andere Schwierigkeiten können damit zusammenhängen. Stellen Sie sich einmal vor einen Spiegel und schauen Sie sich Ihre Körperhaltung an. Können Sie sehen, wo im Körper sich Ihre Haltung anfühlt, als würden Sie gleich zusammenbrechen? Machen Sie dann als Nächstes ein paar einfache Bewegungen, um diese Haltung allmählich zu verändern.

Denken Sie daran, Ihre Erfahrungen mit den körperlichen Stärken und der Hilflosigkeit im Schmerztagebuch aufzuschreiben.

Sich mit konfliktfreien Erfahrungen verbinden

Eine weitere Möglichkeit, mit diesem hilflosen Zusammenbrechen zu arbeiten, besteht darin, sich mit konfliktfreien Körpererfahrungen[20] zu verbinden. Hier geht es darum, Körperbereiche ausfindig zu machen, wo Sie weder Hilflosigkeit noch Schmerz oder Selbstvorwürfe empfinden.

ÜBUNG 8
Sich mit konfliktfreien Erfahrungen verbinden

Eine einfache Möglichkeit, konfliktfreie Erfahrungen aufzuspüren, besteht darin, sich zu fragen: »Wann habe ich in den letzten Tagen am wenigsten Angst oder Schmerz empfunden und mich genau als der Mensch gefühlt, der ich so gern wäre?« Vielleicht sind Sie in solchen Momenten nicht völlig schmerzfrei, aber es gibt immer Augenblicke, wo Sie weniger Schmerzen haben, zum Beispiel, wenn Sie mit einer Freundin zusammen lachen, einen Spaziergang machen oder in andere angenehme Dinge vertieft sind.

Wenn Sie einen solchen Moment gefunden haben, schauen Sie, ob Sie sich diese Erfahrung innerlich vergegenwärtigen können – als Bild oder als Gedanke. Dann wechseln Sie zwischen diesem Bild (oder Gedanken) und Ihren Körperempfindungen hin und her. Dabei achten Sie darauf, wo diese Erfahrung, die frei von Konflikten, Ängsten, Schmerz oder Hilflosigkeit ist, körperlich spürbar ist oder sich äußert. Wechseln Sie jetzt mithilfe Ihrer Aufmerksamkeit zwischen Ihrer Erinnerung an diese Erfahrung und den entsprechenden körperlichen Empfindungen ein paarmal hin und her.

Wiederholen Sie diese Schritte zwei-, dreimal, und denken Sie dann an eine weitere Erfahrung vor etwa ein, zwei Wochen, die relativ konfliktfrei war. Wie können Sie die Empfindungen beschreiben, die diese Übung im Körper auslöst? Denken Sie jetzt an einen weiteren Augenblick, in dem Sie relativ frei von Schmerzen waren. Erforschen Sie den gefühlten Sinn dieses Augenblicks. Was passiert dabei mit Ihren Schmerzen?

✍ Halten Sie Ihre Erfahrungen mit dieser Übung wieder in Ihrem Schmerztagebuch fest.

Vor der Suche nach konfliktfreien Momenten negative Gefühle abbauen

Eine weitere Strategie ist der Abbau von Ängsten, Panik oder Hilflosigkeit mithilfe bestimmter Techniken, *bevor* Sie sich einem konfliktfreien Moment zuwenden. Eine dieser Techniken (aus der Kinesiologie) wird oft in der energetischen Psychologie angewandt und heißt »Cook's Hookup« oder »Korrektur bei Übererregung«[21]. Aus der Sicht der energetischen Psychologie sind Panik, Angst und innere Unruhe damit verbunden, dass zu viel Energie durch die Energiebahnen oder Meridiane zu fließen versucht, sodass diese Energie weder gehalten werden noch richtig fließen kann.

Wenn Sie diese Methode bislang noch nicht kennen, möchten wir vorsorglich darauf hinweisen, dass sie Ihnen anfangs vielleicht etwas merkwürdig vorkommt. Vielen Menschen hilft sie jedoch, innere Unruhe oder Angst zu bewältigen. Wenn Sie also bereit sind, sich auf etwas Neues einzulassen, sollten Sie sie einmal ausprobieren.

Korrektur bei Übererregung

Sie können diese Übung im Sitzen oder Liegen machen. Kreuzen Sie die Handgelenke so, dass das linke über dem rechten liegt (als Linkshänder kreuzen Sie die Handgelenke andersherum). Strecken Sie jetzt beide Arme vor sich aus, sodass sie sich parallel zum Boden befinden (im Liegen strecken Sie sie einfach zur Decke hoch), wobei sich die Handrücken berühren. Drehen Sie die Hände an den Handgelenken zueinander, sodass sich jetzt die Handinnenflächen berühren, und falten Sie die Finger beider Hände. Bewegen Sie die so gefalteten Hände auf sich zu und ziehen Sie sie nach innen und oben zum Brustkorb, um sie dort bequem abzulegen, wobei die Finger jetzt Richtung Gesicht zeigen und die Hände auf Ihrem Brustkorb ruhen. Wenn Ihnen diese Haltung in Handgelenken oder Armen unangenehm ist, kreuzen Sie einfach die Arme über dem Brustkorb, wobei der rechte über dem linken liegt (weitere Hinweise und eine Illustration zu dieser Übung finden Sie unter »Weiterführende Informationen« im Anhang).

Legen Sie jetzt Ihre Zunge hinter Ihre oberen Vorderzähne auf den Gaumen. Schließen Sie Mund und Augen und atmen Sie einfach ein paar Momente. Meistens beginnt sich innerhalb der ersten zehn Sekunden etwas zu verändern. Achten Sie darauf, was für Sie passiert, und fahren Sie so lange fort, wie Sie bei dieser Übung eine positive Wirkung spüren.

Viele Menschen berichten, dass sie in dieser Körperhaltung körperlich ganz zur Ruhe kommen. Wenn das auch für Sie zutrifft, können Sie die Übung abends vor dem Schlafengehen machen oder wenn Sie nachts aufwachen und nicht wieder einschlafen können. Sie können damit viele Angstreaktionen und andere Formen von innerer Unruhe einschließlich Panik bewältigen.

✍ Halten Sie Ihre Erfahrungen mit dieser Übung wieder in Ihrem Schmerztagebuch fest.

Achten Sie auch hier, wie bei jeder Übung, auf Ihre Erfahrungen, um eine gute Wahl in Bezug auf die Werkzeuge treffen zu können, die bei Ihnen positiv oder neutral wirken. Wie bereits erwähnt, bietet Ihnen dieses Programm viele Alternativen, damit Sie die Methoden finden, die für Sie am wirkungsvollsten sind.

Ärger, Wut und Gereiztheit

Jeden Tag sind wir stressigen Situationen ausgesetzt, die uns frustrieren und ärgerlich machen. Der Fahrer eines Autos schert ohne jede Vorwarnung scharf vor uns ein, sodass wir heftig auf die Bremse treten müssen und die Papiere, die neben uns auf dem Vordersitz liegen, durch den ganzen Wagen fliegen. Später am selben Tag macht ein Mitarbeiter zum fünften Mal den gleichen Fehler, obwohl er versprochen hatte, diese Aufgabe besser und anders zu lösen. Und am Abend erfahren wir, dass unsere Ehefrau oder Partnerin wieder einmal die versprochene wichtige Überweisung vergessen hat, sodass wir den Zahlungstermin nicht einhalten und Mahngebühren zahlen werden müssen.

Ob wir es wollen oder nicht, unsere Reaktionen auf solche Situationen sind absehbar: beschleunigter Herzschlag, aufsteigende Hitze oder das Gefühl, innerlich zu explodieren.

Ärger ist eine normale Reaktion und kann uns stimulieren, in schwierigen Situationen aktiv zu werden. Dieses Gefühl hängt mit dem dritten der »großen drei« Reaktionen auf Schmerz und Bedrohungen zusammen: mit der nicht in die Tat umgesetzten Kampfreaktion. Wie Flucht und Erstarrung ist auch Kämpfen eine wichtige Überlebensstrategie in Gefahrensituationen. Sobald das Alarmsystem des Körpers den Kampfmodus auslöst, werden chemische Stoffe freigesetzt, damit wir mehr Energie bekommen und Hindernisse überwinden, Angriffe abwehren oder sogar zum Gegenangriff übergehen können.

Ärger kann uns lebendig machen und uns Kraft verleihen, sodass wir nicht hilflos zusammenbrechen. Ärger ist auch eine normale Reaktion, wenn andere Menschen unser Vertrauen missbrauchen, weil das ebenfalls eine Bedrohung für unsere Sicherheit und unseren Schutz darstellt. Wie bei den anderen Überlebensreaktionen auch wird es jedoch schwierig, wenn die Kampfreaktion ständig aktiviert wird, weil jetzige Momente uns an frühere Bedrohungen erinnern. Wenn wir die Energie der Kampfreaktion nicht durch angemessenes Handeln verbrauchen oder entladen, kann sie starke Muskelverspannungen, Entzündungen und andere systemische Reaktionen auslösen, die erheblich zu Schmerzen beitragen. Unbewältigte Gefühle von Ärger oder Wut können heftige, für augenblickliche Situationen völlig unangemessene Reaktionen auslösen, sodass wir selbst

Angst vor der Heftigkeit unserer Wutreaktionen bekommen, ganz gleich, ob jemand sie provoziert oder nicht.

Der Ärger ist hier nicht das Problem, sondern dass wir oft nicht wissen, wie wir mit ärgerlichen Gefühlen umgehen oder sie konstruktiv zum Ausdruck bringen können. Ebenso verwirrend sind verwandte Gefühle wie Groll, Verletztheit, Frustration, Enttäuschung, Eifersucht und Scham. Ärger ist einfach eine natürliche instinktive Reaktion auf Hindernisse auf unserem Weg und viele weitere Situationen, in denen wir uns machtlos oder als Opfer fühlen.

Unser üblicher Weg, ärgerliche Gefühle und die Energie der Kampfreaktion zum Ausdruck zu bringen, kann jedoch destruktiv sein. Wenn wir nicht imstande sind, unseren Ärger konstruktiv zu äußern, können unsere automatischen »Kurzschlussreaktionen« uns bewegen, sämtliche Kräfte zu mobilisieren, als hätten wir es tatsächlich mit lebensbedrohlichen Gefahren zu tun, was im Beruf und in der Familie Probleme schaffen kann. Menschen, die ständig ärgerlich sind und versuchen, ihre Umgebung zu kontrollieren, können andere tatsächlich zu aggressivem und feindseligem Verhalten provozieren. Das kann zur sich selbst erfüllenden Prophezeiung werden, verbunden mit traumatisch bedingten Überzeugungen wie »Ich kann niemandem trauen«, »Nach allem, was ich durchgemacht habe, verdiene ich eine bessere Behandlung«, oder »Warum hat mich niemand darauf vorbereitet, dass das passieren könnte? «.

Eine effektive Schmerzbehandlung sollte mit dem Bewusstsein verbunden sein, dass die Kampfreaktion ebenso eine Realität ist wie die Reaktionen von Erstarrung und Flucht, ob diese nun in die Tat umgesetzt werden oder nicht. Und wie sämtliche beharrlichen Beschwerden können auch Schmerzen als solche die Kampfreaktion aktivieren, wenn wir ärgerlich werden auf die Umstände, die den Schmerz ausgelöst haben. Ärgerlich können wir auch darauf sein, dass wir unseren Schmerz nicht in den Griff bekommen oder dass uns niemand vor dem Leid bewahrt, das damit verbunden ist. Und wenn wir in jungen Jahren heftig bedroht oder missbraucht worden sind, haben wir möglicherweise auch nicht gelernt, uns bei Konflikten flexibel und konstruktiv zu verhalten.

Die somatischen Aspekte der Emotion Ärger

In Kapitel 1 haben wir schon einmal darauf hingewiesen, dass sämtliche Schmerzzustände sensorische, emotionale und kognitive Aspekte haben. Die Erläuterung von Ärger und der Kampfreaktion ist für uns eine ideale Möglichkeit, um die Zusammenhänge zwischen Emotionen und Empfindungen zu erforschen. Ähnliche Schnittstellen gibt es zwischen Angst- und Fluchtreaktionen sowie zwischen Hilflosigkeit, Zusammenbruch und der Reaktion des Erstarrens.

Wir haben gesagt, dass die Schmerzfalle durch den Teufelskreis der Anspannung angesichts der Drohung von Gefahr, möglichen Verletzungen oder anderen Formen von Schmerz entsteht, was wiederum bewirkt, dass wir uns verspannen, noch mehr Schmerzen haben und noch ärgerlicher werden. Und so weiter. Wir können auch durch zwanghafte, rigide, explosive und schnell ausgelöste Wutreaktionen in diese Falle tappen.

Die primäre Intervention zur Vermeidung dieser Fallen besteht darin, sich die emotionale Komponente einer Reaktion auf Bedrohungen *so, wie sie ist*, im Körper bewusst zu machen und zu verarbeiten. Wenn wir Ärger in entsprechenden Situationen in Reinform erleben, ohne ihn gedanklich zu analysieren oder zu verurteilen, können wir unsere üblichen Reaktionen allmählich »entschärfen« und zu neuen somatischen Erfahrungen übergehen, die uns neue Energie geben. Mit anderen Worten: Wenn wir uns unseren Gefühlen durch ein zeitlich sorgfältig abgestimmtes Körperbewusstsein nähern, statt sie sofort kathartisch abzureagieren, können wir die gewünschten langfristigen Veränderungen von emotionalen Mustern herbeiführen.

Werkzeuge für die Regulation von Ärger, Wut und Gereiztheit

Es gibt zahlreiche Werkzeuge, die uns helfen, unseren Ärger und unsere Kampfreaktion wirkungsvoll zu regulieren. Probieren Sie die folgenden Möglichkeiten einmal aus und nehmen Sie dabei wie immer eine neugierige Forscherhaltung ein, sodass Sie, wenn die Ergebnisse nicht befriedigend sind, einfach zum nächsten Schritt übergehen können.

Ärgerliche Verhaltensmuster verändern

Wenn wir lernen, anhaltende Zustände von Ärger und Wut zu bewältigen und aufzulösen, sind wir sehr viel besser in der Lage, zu einem schmerzfreien Leben zu gelangen. Da diese Emotionen uns Angst machen vor den eigenen Aggressionen, wenden wir sie oft gegen uns, weil wir uns fürchten, sie zu äußern oder auch nur zu fühlen. Die folgenden Übungen zeigen Ihnen, wie Sie diese intensiven Emotionen und die damit verbundenen Empfindungen verfolgen, halten und sicher zum Ausdruck bringen können.

Befreien Sie sich von Ihrem üblichen Ärger

Körperliche Empfindungen verfolgen

Der erste Schritt zur Veränderung destruktiver emotionaler Muster besteht darin, die körperlichen Empfindungen zu verfolgen, die dem Ärger zugrunde liegen. Nehmen Sie sich einen Augenblick Zeit, an Situationen zu denken, die bei Ihnen häufig Ärger, Gereiztheit oder Frustration auslösen. Achten Sie darauf, was dabei in Ihrem Körper passiert. Vielleicht werden Sie abgelenkt von den negativen Gedanken, die mit dem Ärger verbunden sind, aber lassen Sie sich nicht verführen, auf deren Inhalte einzugehen oder sie zu analysieren. Kehren Sie stattdessen immer wieder zu den Empfindungen in Ihrem Körper zurück und bleiben Sie dabei.

Zuerst mag dies für Sie verwirrend oder unangenehm sein, weil Ihre Ausrichtung dabei eine ganz andere ist als die übliche. Wenn Sie diese Empfindungen jedoch in Ihrem Gewahrsein halten und ohne jeden Versuch, sie zu verändern, einfach so spüren, wie sie sind, werden Sie innerlich weiter und ruhiger. Das ist deswegen so, weil dadurch die unterschwelligen Empfindungen des Ärgers von der Emotion und den damit verbundenen Gedanken oder Überzeugungen und selbst von Bildern oder Erinnerungen entkoppelt werden, sodass der gefühlte Sinn fließender wird und das Fühlen subtiler und freier.

Was passiert in dem Augenblick, wo Sie bei den Empfindungen von Ärger bleiben? Halten Sie Ihre Erfahrungen in Ihrem Schmerztagebuch fest. Welcher Körperteil will den Ärger ausdrücken, wenn Sie an die ihn auslösende Situation denken, die Sie sich vor einem Augenblick vergegenwärtigt haben? Welcher Körperbereich hat offensichtlich Angst vor dem Ärger und möchte ihn zurückhalten? Denken Sie daran, das Gefühl Ärger beruht auf der Kampfreaktion, bei der wir um uns schlagen und angreifen wollen. Das Zurückhalten staut sich im Körper in Form von Muskelverspannungen und Schmerz und verhindert den Ausdruck von gesunden Aggressionen.

Heftigen Gefühlen innerlich standhalten

Um sich mit Ihrem Ärger anzufreunden, müssen Sie auch lernen, heftigen Gefühlen innerlich standzuhalten und damit präsent zu bleiben. Wenn wir unserem Ärger auf die übliche Weise nachgeben (ihn entweder wegschieben, unterdrücken oder kopflos ausdrücken), versuchen wir oft, die Spannung loszuwerden und uns von der heftigen emotionalen Aufladung zu befreien. Dadurch jedoch lernen wir nicht, uns die positiven, lebensbejahenden Kräfte von Ärger dauerhaft zu erschließen.

Um zu spüren, wie sich gesunde Aggression anfühlt, können Sie einmal kräftig in einen knackigen Apfel beißen. Kauen Sie den Bissen ebenso kräftig durch. Dann nehmen Sie einen weiteren Bissen und genießen die Kaugeräusche und das Zubeißen Ihrer Zähne, die den Apfel allmählich zermalmen. Und schließlich schlucken Sie den saftigen, nahrhaften Bissen herunter. Das ist reine, gesunde Aggression in Aktion.

Erforschen Sie Ihre früheren Reaktionen

Denken Sie an eine frühere Situation, in der Sie einem anderen Menschen gegenüber Ihren Ärger herausgelassen haben. Vielleicht haben Sie mit der Faust gedroht, die Stimme erhoben, Flüche gebrüllt, Ihr Gegenüber gestoßen oder mit dem Finger darauf gezeigt.

Welche Auswirkungen hatte Ihr Verhalten auf die andere Person und auf Sie selbst? Achten Sie, während Sie nach einer Antwort auf diese Frage suchen, ob Sie dabei mehr in Berührung mit dem Ärger kommen oder mehr Distanz dazu verspüren.

✍ Was haben Sie gelernt? Was, glauben Sie, könnte passieren, wenn Sie das nächste Mal in eine ähnliche Situation geraten?

Erforschen Sie die Wurzeln der Kampfreaktion

Um die Kampfreaktion noch weiter zu erforschen, können Sie einmal ausprobieren, wie es ist, die animalischen Wurzeln dieser kraftvollen Reaktion auf Bedrohungen zu spüren.

ÜBUNG 9
Die Wurzeln der Kampfreaktion erforschen

Stellen Sie sich vor, Sie seien ein wildes Tier, das Ihnen gerade reizvoll erscheint. Es ist stark, mächtig und schnell. Spüren Sie Ihre Kraft und Stärke im Tierkörper. Welche Empfindungen nehmen Sie wahr? Stehen Sie dann auf und bewegen Sie sich durch den Raum. Verengen Sie Ihren Blick, um sich bewusst in dieses Tier zu verwandeln und in seinen Körper »hineinzuschlüpfen«. Wie erleben Sie Ihre Körperkraft, Ihre Macht und Stärke?

Jetzt stellen Sie sich vor, dass ein anderes Tier auf Sie zukommt. Sie wissen instinktiv, dass auch dieses Tier stark und mächtig ist und Sie damit rechnen müssen, dass es ebenso viel Kraft hat wie Sie. Sie spüren auch, dass dieses Tier Sie angreifen will. Was nehmen Sie dabei in Ihrem Körper wahr? Wenn Sie spüren, dass Sie zusammenbrechen oder zurückschrecken wollen, denken Sie daran, dass dies Ihr Revier ist und Sie ein Recht darauf haben, es zu verteidigen. Welche Empfindungen signalisieren Ihnen, dass Sie entschlossen sind, Ihr Territorium zu schützen? Achten Sie besonders auf die Empfindungen von Entschlossenheit und Kraft in Ihrem Kopf, Nacken, Ihren Schultern, in Gesicht und Kiefer. Welche Bewegungen wollen Sie machen und wo nehmen Sie Anspannung wahr? Welche Emotionen sind Ihnen bewusst? Spüren Sie die Kraft in Ihren Schultern, Armen, Beinen und Füßen.

Und schließlich machen Sie sich bereit, das Tier, das in Ihr Revier eindringen will, aktiv zu vertreiben und zu behaupten, was Ihnen gehört. Achten Sie darauf, was passiert, wenn Sie sich bereit machen zum Gegenangriff, um Ihre Lebensinteressen zu verteidigen. Verfolgen Sie diese Empfindungen und Bewegungen und bleiben Sie dabei verwurzelt im gefühlten Sinn Ihres Körpers von der eigenen animalischen Kraft. Spüren Sie, wie sich Ihre Schultern, Arme und Ihr Nacken anspannen, während Sie sich bereit machen zuzuschlagen. Verändert sich die Energie, die mit dem Kämpfen verbunden ist, allmählich? Wenn ja, wie? Bleiben Sie bei diesen Empfindungen, bis Sie das Gefühl haben, dass sie von selbst zum Abschluss kommen. Wie fühlt es sich an, diesen Kampf zum Abschluss gebracht zu haben? Was passiert dabei mit Ihren Schmerzen?

Gefühle von gesunder Aggression bewusst wahrnehmen

Die folgende Übung unterstützt Sie darin, Ihren Ärger über ein früheres Ereignis zu verarbeiten und mit augenblicklichen ärgerlichen Reaktionen zu arbeiten.

ÜBUNG 10
Mit gesunder Aggression arbeiten

Als Erstes ballen Sie Ihre Hand ganz fest zu einer Faust. Diese Geste kann dafür stehen, dass Sie an Ihrem eigenen Ärger festhalten. Vielleicht möchten Sie die Empfindungen von Groll, Gereiztheit oder Ärger, die Ihnen bewusst sind, benennen und ballen die Faust noch fester, um entschlossen bei Ihrem Ärger zu bleiben.

Jetzt öffnen Sie Ihre Hand langsam und lösen Ihre Finger so weit, dass sie eine Schale bilden. Wohin ist der Ärger verschwunden? Die Lektion hier ist, dass sich Ihr Ärger, wenn Sie ihn körperlich loslassen, meistens auch auflöst und »verschwindet«, weil seine Energie durch das Loslassen umgewandelt wird.

Jetzt ballen Sie Ihre Hand noch einmal zur Faust und erlauben ihr, sich langsam zu öffnen. Welche Empfindungen nehmen Sie wahr, während Ihre Hand sich noch weiter öffnet? Benennen Sie alle Empfindungen, die Sie dabei erleben.

Die unterschwelligen Empfindungen bei Ärger erforschen

Wenn wir dem Drang, ärgerlich zu werden, nachgeben, lassen wir einfach Dampf ab wie ein Dampfdrucktopf. Dabei ist es uns jedoch nicht möglich, die Hitze zu drosseln, um den unterschwellig angestauten Ärger (oder Dampf) zu regulieren. Die nächste Übung zeigt Ihnen, wie Sie diese unterschwelligen Empfindungen spüren können.

Die unterschwelligen Empfindungen bei Ärger spüren

Beginnen Sie, indem Sie den Ärger auf einen Menschen in Ihrem Leben spüren. Fühlen und benennen Sie die Empfindungen, während Sie diese einzeln verfolgen und dabei genau wahrnehmen, wie sie anfangen, abklingen, sich verändern oder stagnieren. Widerstehen Sie der Versuchung, sich dabei von Gedanken ablenken zu lassen.

Wenn Sie sich festgefahren fühlen, folgen Sie bei der Ausrichtung auf Ihren Ärger einfach Ihrem Atem. Spüren Sie das rhythmische Heben und Senken Ihres Brustkorbs, die Welle von Energie und wo und wie sie sich durch Ihren Oberkörper bewegt. Bleiben Sie mit der Aufmerksamkeit beim Spüren dieser Bewegungen, dem Gefühl, wie die Muskeln sich dehnen und dann loslassen.

Wenn Sie spüren, dass sich Ihr somatisches Erleben verändert, kehren Sie mit der Aufmerksamkeit wieder zu dem Ärger zurück, den Sie angefangen haben zu erforschen. Was ist jetzt anders? Wenn Sie daran denken, demnächst wieder einmal diese Reizbarkeit, Frustration oder diesen Ärger zu erleben, können Sie sich dann vorstellen, dass Sie Ihre Aufmerksamkeit auf Ihre Empfindungen und Ihre Atmung richten, sowie Sie sich blockiert oder festgefahren fühlen? Um dann auf Ihren Ärger zurückzukommen und ihn mit Worten so auszudrücken, dass Sie eher in Kontakt kommen, als Distanz herzustellen?

✍ Schreiben Sie über Ihre Erfahrungen in Ihrem Schmerztagebuch und greifen Sie diese Übung wieder auf, wenn Sie das nächste Mal Ärger verspüren. Was passiert im Lauf der Zeit, wenn Sie diese Übung wiederholt ausführen?

Das nächste Kapitel hilft Ihnen, den Weg von unkontrollierbaren oder unbewältigten emotionalen oder körperlichen Schmerzen, die auf mangelnder Selbstregulation beruhen können, zu einem Ort innerer Stabilität fortzusetzen. Wie in diesem Kapitel finden Sie auch im nächsten weitere praktische Übungen, die Ihnen helfen, spezielle Fähigkeiten für die Selbstregulation einzuüben, um mehr Ganzheit, inneres Gleichgewicht und Stabilität zu entwickeln. Wir werden Ihnen in diesem Kapitel auch zeigen, wie Ihre ungelösten Stressreaktionen auf Bedrohung und Trauma Ihnen mithilfe der simplen Werkzeuge, die wir Ihnen vorstellen, den Weg zur Umwandlung Ihrer Schmerzen weisen können.

4
Die Abkehr von unbewältigtem Schmerz

In diesem Kapitel werden wir uns anschauen, wie der Weg zurück zur vollständigen Genesung grundlegend verläuft und wie Sie mit den Hindernissen, die Ihnen hier begegnen, arbeiten können. Auch wenn diese Abkehr von unkontrollierbaren Schmerzen zur hart erarbeiteten Stabilität für jede und jeden von uns individuell anders verläuft, haben wir festgestellt, dass sie drei generelle Stationen hat:

1. Selbstregulierung
2. Transformation
3. Resilienz, weitere Genesung und Wiederherstellung des tiefen Selbst

In diesem Kapitel erläutern wir die ersten beiden Stationen, auf die dritte kommen wir im Kapitel 6 zu sprechen.

Station 1: Zu einer zuverlässigen Selbstregulierung gelangen

Um die erste Station und damit eine zuverlässige Selbstregulierung zu erreichen, werden Sie die Fähigkeiten vertiefen, die Sie in den ersten beiden Kapiteln bereits kennengelernt haben, und sich zusätzliche Fähigkeiten aneignen, um zu lernen, Empfindungen mit achtsamem Gewahrsein zu verfolgen und mithilfe des Pendelns und von Atemübungen Ihr Nervensystem ins Gleichgewicht zu bringen.

Eine grundlegende Fähigkeit auf dieser ersten Station besteht darin, mit Ärzten und anderen behandelnden Schmerzexperten konstruktiv zusammenzuarbeiten. Ein erster Schritt in diese Richtung ist, sich vier verbreitete Mythen über die Genesung von Schmerz vor Augen zu führen. (In Kapitel 5 finden Sie im Rahmen der Vorbereitungen auf medizinische Eingriffe weitere Hinweise für die Zusammenarbeit mit Experten.)

Ihre Mythen in Bezug auf Genesung entlarven

Wenn Sie sich bei Ihrer Genesung festgefahren fühlen, sollte das erste Ziel darin bestehen, ein starkes Bündnis mit den behandelnden Experten zu schaffen, die Sie unterstützen und denen Sie vertrauen. Das ist keinesfalls leicht, denn Sie haben auf Ihrem Weg bis zur Lektüre dieses Buches wahrscheinlich viele negative Erfahrungen gemacht. Oft ist es jedoch nicht möglich, von chronischem Schmerz ohne jede Hilfe zu genesen. Um die Hilfe zu bekommen, die Sie sich wünschen und brauchen, ist es ganz wesentlich, dass Sie lernen, mit Fachleuten effektiv zusammenzuarbeiten.

Ein Weg zu dieser positiven Beziehung besteht darin, die negativen Überzeugungen, die Sie in Bezug auf die Schmerzgenesung wahrscheinlich haben, klar zu benennen und zu verändern. Dann können Sie mit Schmerzexperten sehr viel produktiver zusammenarbeiten.

Hier einige Mythen über die Genesung von Schmerzen, die negativen Überzeugungen zugrunde liegen können.

Mythos 1: Bei meinen Schmerzen kann mir nichts und niemand helfen

Eine der häufigsten hinderlichen Überzeugungen in Bezug auf die Schmerzbehandlung ist die Angst, dass nichts und niemand Ihnen bei Ihren Schmerzen helfen kann. Das führt oft dazu, dass Menschen unwillig sind, auch nur das kleinste Risiko einzugehen, das ihre »Toleranzfenster« oder ihre Behaglichkeitszone erweitern könnte, vor allem, wenn das anfangs schmerzhaft sein sollte.

Wie wir bereits gesehen haben, kann Ihre innere Unruhe oder Angst zum Auslöser einer Schmerzfalle werden: Die körperliche Anspannung zur Abwehr von Angst erzeugt noch mehr Schmerz. Dieser verstärkt die Angst, was wiederum die Anspannung verstärkt. Und so weiter. Dieser Teufelskreis kann dazu führen, dass Sie innerlich ständig in Alarmbereitschaft sind. Wenn eine Methode nichts bewirkt, können Sie auf der Abwärtsspirale schnell bei Verzweiflung und Hoffnungslosigkeit landen.

Passiert Ihnen das bereits? Wenn ja, möchten Sie vielleicht ein paar Momente innehalten und sich einige der letzten Sitzungen mit den Menschen vergegenwärtigen, die Sie behandeln, um herauszufinden, ob Sie durch übertriebene ängstliche Alarmbereitschaft eine Mauer errichten, die Sie daran hindert, sich für Schritte zu öffnen, die Ihnen helfen könnten.

Tatsache ist, dass nur eine Intervention bei Ihnen zuverlässig wirken muss, damit Sie Erleichterung von Ihren Schmerzen verspüren und diese abnehmen. Am besten ist ein mehrdimensionaler Ansatz, bei dem Sie verschiedene Methoden und Kombinationen von Methoden ausprobieren, bis Sie ein Werkzeug – oder mehrere – entdecken, das eindeutig positive Wirkung hat. Dann müssen Sie beharrlich mit dieser grundlegenden Methode arbeiten, die für Sie den Schlüssel zu Schmerzfreiheit enthält, sodass Sie mit der Zeit zuverlässige Resultate erzielen.

Haben Sie erst einmal eine sichere Quelle für die Erleichterung von Schmerzen gefunden, bekommen Sie – selbst wenn die Ihrem Schmerz zugrunde liegenden Probleme nicht gelöst sind – allmählich das Gefühl, zum ersten Mal eine gewisse Kontrolle über Ihre Beschwerden zu haben. Und wenn das erst einmal passiert, unterstützt Ihr Körper diese Veränderungen, indem er die Schmerzpforten schließt und Ihnen neue, positive Wege eröffnet.[22]

Mythos 2: Es gibt eine Wunderpille, die Ihren Schmerz vollständig heilt

Ein weiterer verbreiteter Mythos ist, dass es eine Wunderpille gibt, die Ihren Schmerz vollständig heilt. Es ist verständlich, dass Menschen, die ständig starke Schmerzen haben, hoffen, den einen Experten oder die eine Behandlungsmethode zu finden, der oder die ihr Problem ein für alle Mal löst. Sie hoffen, dass mit den richtigen Tabletten, dem neu gefundenen Verfahren, dem einen Eingriff oder der einen Intervention alle ihre Sorgen ein Ende haben.

Zunächst: Jeder Experte, ganz gleich, wie fähig, ist immer nur Experte für die Methode, die er anwendet. Nur *Sie* können Experte oder Expertin für Ihren eigenen Schmerz sein. Am effektivsten ist eine Partnerschaft, bei der Experte und Schmerzpatient wirklich zusammenarbeiten – jeder von beiden verrichtet 50 Prozent der erforderlichen Arbeit.

Wir sind der festen Überzeugung, dass es genug Behandlungsmethoden und Ansätze gibt (Biofeedback, TENS-Reizstrombehandlung, ASTYM [Behandlung des Bindegewebes durch Dehnübungen und Geräteturnen, Anm. d. Ü.], Lasertherapie, Pilates, Active Release Techniques, Network Chiropractic [Kombination bestimmter effektiver krankengymnastischer Ansätze, Anm. d. Ü.], Feldenkrais, Alexander-Technik, Homöopathie und Nahrungsergänzungsmittel), mit denen jeder Mensch dahin gelangen kann, dass seine Schmerzen erträglich, zu bewältigen und regulierbar sind.[23] Es geht also einfach darum, herauszufinden, welche Kombination von verschiedenen Ansätzen bei Ihnen entsprechend wirkt, wer Ihnen bei der Anwendung dieser Methoden am besten helfen kann und wie lange dieser Prozess dauert.

Mythos 3: Wenn Sie erhaltene Anweisungen nicht befolgen, sind Sie kein guter Patient

Auch wenn Sie der Behandlung, die Sie gerade ausprobieren, eine Chance geben müssen, damit sie anschlagen kann, sind Sie der einzige Mensch, der letzten Endes entscheiden kann, ob diese Methode bei Ihnen wirkt. Professionelle Hilfe kann wertvoll sein, um herauszufinden, warum eine Behandlungsmethode bei Ihnen nicht anschlägt, und Abänderungen vorzuschlagen, damit sie besser wirkt.

Wir kennen viele Schmerzpatienten, die den Fehler machen, an einer wirkungslosen Methode festzuhalten, um zu »beweisen«, dass sie es trotzdem »schaffen«, oder nichts unversucht lassen, um zu heilen. Damit können Sie viel Zeit und Energie vergeuden, die Sie besser nutzen könnten, um neue Möglichkeiten auszuprobieren. Wenn Sie Zweifel haben, verlangen Sie am besten einen Beratungstermin bei Ihrer Ärztin oder anderen behandelnden Experten.

Mythos 4: Schmerzmittel führen zu Abhängigkeit und Sucht und helfen Ihnen nicht, gesund zu werden

Fachleute wie Patienten befürchten, dass Schmerzmittel zu Abhängigkeit und Sucht führen und Menschen nicht wirklich helfen, von Schmerzen zu genesen.[24] Natürlich enthält diese Überzeugung eine gewisse Wahrheit. Schmerzmittel können (bei längerer Anwendung) die Sinne eines Menschen betäuben. Aus diesem Grund kommen übermedikamentierte Patienten manchmal nicht in Kontakt mit ihrem Körper, sodass sie sich die Ressourcen nicht erschließen können, die ihnen helfen, die unterschwellige Anspannung, das Trauma oder die blockierten Emotionen aufzulösen, die dafür verantwortlich sind, dass ihre Schmerzen anhalten und sie mit der Heilung nicht vorankommen.

Für die meisten Patientinnen und Patienten jedoch können Medikamente zur richtigen Zeit und in der richtigen Dosierung lebensrettend sein. So kann zum Beispiel die kurzfristige Einnahme von entzündungshemmenden Medikamenten wie Ibuprofen dafür sorgen, dass die Schmerzreaktion abnimmt. Das ist extrem wichtig, denn wenn die Entzündung erst einmal außer Kontrolle gerät, wird es immer schwieriger, den Schmerzkreislauf zu durchbrechen. Ernsthaften Schmerzen schon im Ansatz die Spitze zu nehmen, ist immer besser, als abzuwarten, um zu sehen, was passiert. In manchen Situationen sind entzündungshemmende Medikamente wie Ibuprofen aber auch nicht das Richtige. Hier haben narkotisierende und opiumhaltige Schmerzmittel eine rettende Wirkung. Diese starken Medikamente können in den ersten Tagen nach einer Operation oder einer schweren Verletzung die Schmerzen »in Schach halten« und damit von unschätzbarem Wert sein.

Rita, eine insgesamt sehr gesunde 93-Jährige, litt wegen einer Quetschung von zwei Bandscheiben in der Brustwirbelsäule an plötzlichen Nervenschmerzen. Das machte sie völlig fertig, und sie beklagte verzweifelt: »Mein Leben ist vorbei.« Sie hatte überhaupt keine Freude mehr an ihrem Alltag. Die simple Empfehlung von Ritas Arzt bestand darin, statt nur eine Ibuprofen täglich einzunehmen (was bei der Schwere ihrer Entzündung und Beschwerden nicht ausreichte), die Dosis auf sechs bis neun Tabletten täglich zu erhöhen. Ritas Schmerzen gingen auf einer Skala von 10 von 9 auf 1 oder 2 zurück, und sie konnte ihr Leben wieder genießen, obwohl man bei ihr eine Rückgratverkrümmung und Osteoporose diagnostiziert hatte. Das ist ein Beispiel dafür, dass Veränderungen, die den Schmerz unter Kontrolle bringen, langfristig viel nachhaltiger sind.

Viele Menschen nehmen keine Medikamente aufgrund der damit verbundenen langfristigen Wirkungen. Doch kurzfristig ist es wichtig, *dem Schmerz zuvorzukommen und vorzubauen*. Die meisten Fachleute befürworten heute dieses Vorgehen. Das Problem für Schmerzpatienten ist, dass sie oft nicht wissen, wie sie dieses Prinzip auf ihre individuelle Situation anwenden sollen. Nicht nur eine *Über*medikamentierung kann problematisch sein, sondern auch eine *Unter*medikamentierung.

Das Körperbewusstsein und selbstregulierende Fähigkeiten weiterentwickeln

Wie bereits erwähnt, müssen wir, um mit Körpererfahrungen in Berührung zu kommen, lernen, diese und damit den gefühlten Sinn bewusst wahrzunehmen. In seinem Buch *Sprache ohne*

Worte beschreibt Peter Levine Verkörperung und Gewahrsein als »segensreiche Zwillingsschwestern«[25], weil sie nicht nur wesentlich für eine effektive Selbstregulierung von emotionalen und körperlichen Schmerzreaktionen sind, sondern verkörpertes Gewahrsein auch das beste Werkzeug für eine Bereicherung der eigenen Persönlichkeit und die Selbstfindung ist.

Um verkörpertes Gewahrsein zu erleben, achten Sie einfach einmal darauf, welche unterschwelligen Empfindungen Sie darüber informieren, wie Sie sich tatsächlich fühlen. Sollte man Sie, wenn Sie gestresst sind oder Schmerzen haben, fragen, wie Sie sich fühlen, lautet die übliche Antwort wahrscheinlich »Ich bin angespannt« oder »Ich bin aufgebracht«. Es ist wichtig, hier noch einen Schritt weiterzugehen und sich neugierig zu fragen, *woher Sie wissen*, dass Sie angespannt oder aufgebracht sind. Fühlen Sie sich innerlich eng, oder verspüren Sie irgendwo im Körper ein Brennen und bezeichnen diese Empfindungen als »angespannt« oder »aufgebracht«?

Wenn dieser Weg zur Selbstentdeckung nicht fruchtet und Sie nicht bis zu den Körperempfindungen vordringen, fragen wir nach, welche Gedanken Sie haben. Eine mögliche Antwort könnte dann lauten: »Ich habe das Gefühl, das bringt mich noch um. Es hört überhaupt nicht mehr auf.« Gedanken sind Interpretationen und Beurteilungen unserer Gefühle und Empfindungen. Wir können unsere Gefühle und Empfindungen nicht mithilfe von Gedanken verändern, aber unsere Gefühle können unsere Gedanken verändern. Der einzige Weg zur Veränderung von Gefühlen besteht jedoch darin, die Gedanken loszulassen und sich auf jedes einzelne flüchtige Gefühl und jede einzelne Empfindung, während sie hochkommen und wieder abklingen oder sich verändern, auszurichten. Wenn Sie also bestimmte Gedanken haben, können Sie diese einfach bestätigen: »Gut, ich habe den Gedanken: ›Das bringt mich noch um und hört überhaupt nicht mehr auf.‹« Der nächste Schritt könnte sein, sich zu fragen: »Welche körperlichen Empfindungen sind mit diesem Gedanken verbunden?« Manchmal können wir allein dadurch, dass wir einen Gedanken benennen und ihn von Empfindungen unterscheiden, zum gefühlten Sinn umschwenken.

Wichtig ist auch, dass Sie sich immer wieder direkt nach Ihrem körperlichen Erleben fragen. Das kann in Form von inneren Dialogen wie folgendem geschehen:

»Was ist gerade mit meinem Herzen los?«
»Hm. Es schlägt schnell.«
»Gut. Also wollen wir mal sehen, wenn ich bemerke, dass mein Herz schnell schlägt, ob es dann schneller, langsamer oder gleich schnell schlägt oder ob ich noch etwas anderes wahrnehme.«
»Oh, es wird schlimmer, wirklich schlimmer. Das will ich nicht!«
»Gut, es wird schlimmer, wirklich schlimmer, und was fällt mir auf, wenn ich das bemerke?«
»Nun, das ist ja interessant. Gerade beginnt es, langsamer zu schlagen.«

Wenn Sie sich Empfindungen auf diese Weise zuwenden, scheinen sich die Gefühle zunächst einmal zu verstärken. Aber schon bald darauf verändern sie sich allmählich oder klingen sogar ab. Das ist die Essenz von Selbstregulierung, und die Ausrichtung auf einen Aspekt des gedanklichen Begriffs »Ängstlichkeit« ist lediglich der erste Schritt in diese Richtung.

Es ist ein interessantes Paradox, dass Sie in dem Maße, wie Sie sich Ihre *Erfahrung ganz bewusst machen*, weniger innere Unruhe und Schmerzen verspüren. Manchmal geschieht dieser Wechsel allein dadurch, dass Sie die verschiedenen Aspekte Ihrer Erfahrung benennen und damit einen sicheren Rahmen dafür schaffen. Manchmal passiert er dadurch, dass Sie Ihr Gewahrsein erweitern und sich auch Erfahrungen zuwenden, die neutral oder positiv sind oder die Sie sogar neugierig machen.

Den gefühlten Sinn erweitern

In Kapitel 2 haben wir Ihnen die Übung »Den gefühlten Sinn erforschen« vorgestellt. In der nächsten Übung konzentrieren wir uns darauf, den gefühlten Sinn durch verkörpertes Gewahrsein zu erweitern.

ÜBUNG 11
Den gefühlten Sinn erweitern

Ein einfacher Weg, ein Gefühl für den Körper zu entwickeln, besteht darin, den ganzen Körper abzuklopfen. Das ist besonders dann eine gute Hilfe, wenn Sie dazu tendieren, sich vom Körper abzutrennen. Sie gehen beim Abklopfen des Körpers anders vor als bei der Aktivierung bestimmter Energiepunkte. Lassen Sie die Bereiche aus, wo Sie Schmerzen haben oder die überempfindlich reagieren. Klopfen Sie behutsam eine Hand mit der anderen Hand ab, dann beide Arme und Schultern, Nacken und Kopf. Mit diesem Abklopfen stellen Sie eine direkte Verbindung zum sensorischen Kortex her. Also noch einmal, behutsam und ohne Eile den Körper abklopfen, besonders die Beine, Füße, Arme, Hände und Schultern. Das hilft Ihnen, wieder ein Gespür für Ihren Körper zu bekommen.[26]

Eine weitere grundlegende Technik zur Entwicklung des Körperbewusstseins besteht darin, Ihre Muskeln behutsam zusammenzudrücken. Drücken Sie aber nicht so fest zu, dass es wehtut. Kreuzen Sie Ihre Arme über dem Brustkorb, wobei die Hände auf den Oberarmen ruhen. Dann drücken Sie behutsam Ihre Armmuskeln zusammen und sagen Sie dabei zu sich: »Dies sind meine Muskeln, hier bin ich lebendig.« Auch jetzt fühlt sich der Muskel, wenn Sie ihn wieder loslassen, wahrscheinlich besser an als zu Beginn dieser Übung.

✍ Wenn Sie möchten, schreiben Sie über Ihre Erfahrungen mit diesen Übungen wieder in Ihrem Tagebuch.

Diese Übungen in Körpergewahrsein sind zwei ebenso wichtige wie simple Möglichkeiten, den gefühlten Sinn zu entwickeln und Dissoziation abzubauen. Sie können sie regelmäßig machen. Je nach Grad Ihrer Dissoziation sollten Sie diese Übungen vielleicht mehr als einmal täglich durchführen.

Diese Techniken können auch bei Schmerzen helfen, die auf einer Überflutung (Überwältigung) beruhen. Hier sind die Empfindungen zu vielfältig und heftig, statt dass wir, wie bei Dissoziation oder Abgeschnittensein vom Körper, »gar nichts« empfinden. Eine Methode, dieser Überflutung entgegenzuwirken, besteht darin, sich in eine fötale oder andere Körperhaltung zu begeben, die Ihnen Sicherheit vermittelt, und behutsam Druck auf Ihre Armmuskeln auszuüben oder diese zusammenzudrücken. Das kann Ihnen helfen, das Gefühl von Überwältigung zu deaktivieren oder abzubauen und sich gleichzeitig stärker mit Ihrem Körper zu verbinden.

Probieren Sie diese Technik einmal aus, wenn Sie sich das nächste Mal von Empfindungen überflutet fühlen, und halten Sie Ihre Erfahrungen damit in Ihrem Schmerztagebuch fest. ✍

Um diese Veränderungen herbeizuführen, müssen Sie lernen, bestimmte Empfindungen zu tolerieren wie Kribbeln, Vibrieren, Zittern, Hitze, Kälte und andere sensorische Erfahrungen, die den Prozess der Regulierung begleiten. Welche Technik Sie auch benutzen, das Ziel besteht darin, sich mit Ihren Körperempfindungen anzufreunden. Wenn das erst einmal passiert, kann sich Ihr Schmerzlevel dramatisch verändern.

Bevor Sie mit einer dieser Übungen beginnen, müssen Sie wissen, dass die Schmerzen dabei kurzfristig akuter werden können. Der Grund dafür ist, dass Sie bislang entweder von Empfindungen überflutet wurden oder davon abgeschnitten und dissoziiert waren und damit wenig Möglichkeiten hatten, Ihre Körpererfahrungen wirklich zu spüren. Im Allgemeinen aber nimmt der Schmerz durch diese selbstregulierenden Techniken zur Verstärkung des gefühlten Sinns innerhalb von Stunden oder höchstens Tagen ab, und dann können Sie andere Empfindungen deutlicher wahrnehmen – die angenehmeren. An diesem Punkt ist es möglich, zwischen angenehmen und schmerzhaften Empfindungen hin- und herzuwechseln, womit Sie ein weiteres Werkzeug für die Verlagerung des gefühlten Sinns in der Hand haben. Sie wissen bereits, dass Ihr Schmerzkreislauf eskalieren kann. Jetzt können Sie auch entdecken, wie er von selbst allmählich und zunehmend deeskaliert.

Dorothy: Von ängstlicher Besorgtheit und Schmerz zu Wohlbefinden und Balance

Seit fünf Jahren, kurz nach dem Tod ihres Vaters beginnend, hatte Dorothy mit schrecklichen Beschwerden im rechten Unterleib zu kämpfen. Sie hatte zahlreiche ärztliche Untersuchungen hinter sich, einschließlich Magnetresonanztomografien (MRTs) der schmerzenden Stelle, und viele mögliche Ursachen für ihre

Schmerzen waren ausgeschlossen worden. Es gab keinerlei Anzeichen für einen Muskelriss, worauf Dorothy bei ihrer Selbstdiagnose getippt hatte, oder Darmverschluss, Darmentzündung, Morbus Crohn, eine Hernie (Leistenbruch) oder Refluxösophagitis (Entzündung der Speiseröhre, englisch: gastroesophageal reflux disease = GERD, Anm. d. Ü.). Die Möglichkeit von Zysten im rechten Eierstock oder anderen angrenzenden Unterleibsorganen war durch zahlreiche Untersuchungen und Tests ebenfalls ausgeschlossen worden.

In mehreren Sitzungen erforschte Dorothy behutsam ihren rechten Unterleib. Zuerst fiel es ihr schwer, Gedanken loszulassen wie »Ich glaube, das kommt von all den Kisten, die ich geschleppt habe« und sich ihren Empfindungen zuzuwenden. Bei zunehmender Übung jedoch konnte sie mithilfe des gefühlten Sinns ihrer Schmerzen und ihrer Angst Forschungsreisen wie die folgende unternehmen, bei der sie mit einer Therapeutin zusammenarbeitete. (Sie können diese Forschungen auch zusammen mit einer Freundin, in Form eines inneren Dialogs oder als Tagebuchübung anstellen.)

Dorothy: Jetzt spüre ich, wie es hier pulsiert.
Therapeutin: Können Sie mir mit Hand- und Fingerbewegungen zeigen, wie es pulsiert und wie schnell?
Dorothy (Pause): Wenn ich meine Finger so bewege, erinnert mich das an einen gefangenen Schmetterling ... und so habe ich mich auch gefühlt, wie gefangen. Dieser Schmerz hält mich gefangen, und ich muss mich ständig nach ihm richten – indem ich zum Beispiel nicht essen kann, was mir schmeckt, nicht weiß, wann diese fürchterlichen Krämpfe wieder anfangen, die mich zwingen, mich hinzulegen und nichts zu tun. Das kostet mich immer ein, zwei ganze Tage meines Lebens.

Therapeutin: Erzählen Sie mir, wie sich dieses »Gefangensein« in diesem Augenblick in Ihrem Körper anfühlt.
Dorothy: Ich bin dabei völlig blockiert und höre auf zu atmen und mich zu bewegen. Ich höre überhaupt auf, irgendetwas zu tun, weil es zu wehtut.
Therapeutin: Und wenn Sie diese Blockade spüren, was passiert dann als Nächstes in Ihrem Körper?
Dorothy (lange Pause): Hm. Das ist interessant. Jetzt gibt es hier eine ganz kleine Öffnung … als ob ein wenig Energie durchsickert. Ich habe aber Angst, das zu spüren, weil es ja doch gleich wieder vorbei ist, wie schon so oft. Und das ist dann noch schlimmer.
Therapeutin: Können Sie bei der *Empfindung* von der ganz kleinen Öffnung, dem damit verbundenen Fließen von Energie wie auch bei Ihrer Sorge bleiben, dass das gleich wieder vorbei sein könnte?
Dorothy: Die Öffnung scheint jetzt noch stärker zu sein. Ich weiß nicht, warum. Als ob sie auf meine Befürchtungen eingeht und zu mir sagt: »Ich bin jetzt wirklich da. Diesmal verschwinde ich nicht wieder. Ich verlasse dich nicht.« (Dorothy beginnt zu schluchzen.) Es fühlt sich so gut an, das zu hören.

Atmung und gefühlter Sinn

Kontinuierliche Atemübungen sind oft der beste Weg, um den gefühlten Sinn zu entwickeln und zu erweitern. Viele Menschen sind mit der Zwerchfellatmung vertraut, also beginnen wir oft mit der ein oder anderen Übung, die auf dieser Form des Atmens beruht. Wenn Sie sich von Schmerz oder Angst überwältigt fühlen oder von den eigenen Gefühlen dissoziiert oder abgeschnitten sind, kann es Ihnen helfen, Ihren Atem wirklich zu spüren.

Die nächste Übung geht über die frühere Übung »Abgewandelte Zwerchfellatmung« (siehe Kapitel 3) hinaus, indem sie den gefühlten Sinn einbezieht.

Zwerchfellatmung und gefühlter Sinn

Richten Sie Ihr Gewahrsein zunächst einmal auf den Bereich des Zwerchfells. Legen Sie dazu eine oder beide Hände zwischen den untersten Punkt des Brustbeins und den Bauchnabel, wenn Sie sich dadurch mit Ihrem Körper besser verbinden können. Folgen Sie mit der Aufmerksamkeit Ihrem Atem, bis Sie das Gefühl haben, mit Rhythmus, Tempo und Kontinuität Ihrer Atmung wirklich in Kontakt zu sein. Bleiben Sie bei Ihrem Atem, bis Sie entspannt darauf vertrauen, dass der nächste Atemzug ganz von selbst geschieht. Spüren Sie, wie Sie auf natürliche Weise innerlich weiter werden, wenn sich Ihre Lungen und die Muskeln im Bereich Ihrer Rippen beim Einatmen dehnen und beim Ausatmen loslassen. Fühlen Sie sich mit Ihrem Körper bereits anders verbunden?

Erlauben Sie sich jetzt, beim nächsten Einatmen wahrzunehmen, welche Körperbereiche dabei weiter werden, und benennen Sie diese für sich – zum Beispiel: »Ich spüre eine Öffnung, wenn der Atem vom Bauch bis hoch in Gesicht und Nase fließt«, oder »Mein mittlerer Rücken und die Körperseiten fühlen sich weiter an«. Beim Ausatmen richten Sie Ihre Aufmerksamkeit auf die Stellen im Körper, die sich angespannt oder unangenehm anfühlen: »Mir fällt auf, wie mein Bauch sich zusammenzieht und mein Brustkorb zusammensackt.«

Machen Sie diese Übung ein paar Tage lang regelmäßig. Was fällt Ihnen dabei generell in Bezug auf den gefühlten Sinn von Ihrem Körper auf? Was passiert mit Ihren Schmerzen?

✍ Halten Sie Ihre Reaktionen auf diese Übung in Ihrem Schmerztagebuch fest.

Eine weitere Atemtechnik, die wir hier noch einmal aufgreifen, ist das kreisförmige Atmen, das wir Ihnen mit der gleichnamigen Übung in Kapitel 2 vorgestellt haben. Das kreisförmige Atmen ist eine gute Möglichkeit, sich auf das Pendeln vorzubereiten, das wir später in diesem Kapitel erforschen werden, aber auch eine eigenständige Methode der Selbstregulierung.

Manchmal müssen Sie das kreisförmige Atmen etwas abwandeln, um es an Ihre individuellen Erfordernisse anzupassen. Wenn Sie zum Beispiel Asthma oder andere Atembeschwerden haben, kann es Ihnen schwerfallen, sich kontinuierlich auf Ihren Atem auszurichten. In diesem Fall ist es oft hilfreich, beim kreisförmigen Atmen zwei oder mehr Atemzüge zu nehmen statt nur einen wie in der früheren Übung. Dann lassen Sie den Atem beim Einatmen auf der Körperseite, die sich besser anfühlt, hochsteigen und atmen durch die Mitte Ihres Körpers nach unten aus, wobei Sie dem Körper erlauben loszulassen. Beim zweiten Atemzug atmen Sie durch die Körpermitte nach oben ein und durch die Körperseite, die sich weniger gut anfühlt, nach unten aus.

Wir möchten betonen, dass keine dieser Techniken magische Wirkung hat. Positive Ergebnisse erzielen Sie nur durch kontinuierliche Praxis. Die Magie beginnt dann zu wirken, wenn wir dem Organismus erlauben, seine angeborenen Widerstandskräfte zu nutzen, um von Schmerzen zu genesen. Die einfachen Techniken, die wir beschreiben, schlagen eine Brücke von Schmerz oder Betäubung zu Körperbewusstsein und letzten Endes zu Selbstregulierung und Lebendigkeit.

Und wenn eine Technik nicht den gewünschten Effekt hat, hören Sie, wie bereits empfohlen, damit auf und gehen zu einer anderen Methode über, bis Sie die finden, die Ihnen wirklich hilft.

Die Rolle von Achtsamkeit, Verbundenheit und Regulation

In Kapitel 3 haben wir Ihnen Achtsamkeit als ausgezeichnete Möglichkeit vorgestellt, Körpererfahrungen zu beobachten, und Sie haben mithilfe von achtsamer Wahrnehmung einen Ort der Ruhe und Sicherheit in Ihrem Körper gefunden. In diesem Kapitel gehen wir noch einen Schritt weiter, indem wir Ihnen die wissenschaftlichen Grundlagen von Achtsamkeit vorstellen und diese mit den Fähigkeiten der Verkörperung und des Verfolgens von körperlichen Empfindungen verbinden.

Durch das Praktizieren von Achtsamkeit wird uns bewusst, was wir uns im Leben wünschen. Außerdem lernen wir, uns auf unsere Intentionen auszurichten, vor allem die auf andere Menschen bezogenen, um zu erreichen, was wir brauchen und uns wünschen. In gewisser Weise entwickeln wir das Einfühlungsvermögen, das erforderlich ist, damit wir uns selbst und unsere Anliegen durch enge Beziehungen zu anderen Menschen kennenlernen. Menschen mit gestörten Bindungserfahrungen haben genau damit häufig zu kämpfen. Achtsamkeitspraxis ist also ein Weg, um einige dieser Beziehungsthemen und der Konflikte mit uns selbst zu klären, auch die, die ihren Ursprung in der frühen Kindheit haben.[27]

Der Psychiater Daniel Siegel hat darauf hingewiesen, dass die Schaltkreise in unserem Gehirn, die an Ruhezuständen beteiligt sind, offensichtlich mit den Schaltkreisen zusammenhängen, die wir nutzen, wenn wir uns mit anderen Menschen austauschen. Die sozialen Schaltkreise des Gehirns, mit deren Hilfe wir das Denken, die Gefühle, Intentionen und Einstellungen anderer Menschen verstehen, gleichen also denen, die wir benutzen, um über unsere eigenen geistigen Prozesse und unseren eigenen Körper zu reflektieren.[28]

Das achtsame Gehirn

Daniel Siegel weist auch darauf hin, dass der präfrontale Kortex eine Gehirnstruktur ist, die sich nach der Geburt ausschließlich durch enge Beziehungen oder frühe Bindungserfahrungen mit unseren Eltern und wichtigen anderen Menschen entwickelt. Sie hängt zusammen mit unserer späteren Erfahrung von einem gesunden Selbst. Zu den Funktionen des präfrontalen Kortex gehören die Körperregulation, einfühlsame Kommunikation, affektive oder emotionale Balance, Angstregulierung, Reaktionsfähigkeit, Einsicht, Empathie und Intuition.

In Bezug auf Schmerzen kann das achtsame Gehirn uns auf dreierlei Weise helfen, verkörpertes Gewahrsein zu entwickeln. Erstens unterstützt uns Achtsamkeit darin, effektiv mit negativen Reaktionen umzugehen, die mit Stress zusammenhängen, wie innere Unruhe und Ärger und auch Dissoziation und Depression. Zweitens hilft uns Achtsamkeit, die Gewohnheit des ständigen Ankämpfens gegen und Haderns mit Schmerzen aufzugeben, weil sie uns ermöglicht, innezuhalten und neue Entscheidungen zu treffen, sodass wir unseren Alltag positiver und angenehmer gestalten können. Die Ausrichtung auf alternative Entscheidungen ist eine weitere wichtige Methode, um der Schmerzfalle zu entkommen. Wie Albert Einstein einst sagte: »Die Definition von Wahnsinn ist, immer wieder das Gleiche zu tun und zu denken, es käme etwas anderes dabei heraus.«

Wichtig ist zu verstehen, dass Achtsamkeit auch Verkörperung oder Gewahrsein der Körperempfindungen einbezieht. Es geht hier um sehr viel mehr als ein bloßes Gewahrsein geistiger Prozesse und unserer unzähligen Gedanken. Der Schlüssel zu einer wirkungsvollen Selbstregulierung durch Achtsamkeit liegt auch im Gewahrsein dessen, was wir in unserem Körper erleben.

Die Wichtigkeit achtsamer Verkörperung

Achtsamkeitspraxis ist ein ganz wesentlicher Weg zur Selbstregulierung durch das Gewahrsein des »lebendigen, wissenden Körpers«. Unser Verständnis des Heilungsprozesses beruht auf der Körper-Geist-Verbindung und umfasst auch die Körper-Geist-Herz-spirituell/transpersonale Verbindung. Es ist wichtig zu verstehen, dass die Partnerschaft zwischen Ihrem Geist und Ihrem Körper (was natürlich eine künstliche Dualität ist) damit verbunden ist, dass Sie sich mithilfe achtsamen Gewahrseins auf die Weisheit des Körpers ausrichten, um diese Weisheit wirklich schätzen, verstehen und unterstützen zu lernen. Körper und Geist lernen voneinander. Wenn Sie sich zum Beispiel nur eines einzigen Atemzugs bewusst werden (siehe die Übung »Einfach atmen« in Kapitel 3), kann dadurch sofort eine Körper-Geist-Partnerschaft entstehen, weil Sie achtsames Gewahrsein für Ihren Körper in den machtvollen, zugänglichen Raum eines Atemkreises bringen.

Spezifische Empfindungen verfolgen

Wie Sie in diesem Buch schon immer wieder erfahren haben, ist das Gewahrsein des gefühlten Sinns der Kanal, durch den wir die Gesamtheit unseres Empfindens erleben. Jedes erfahrungsbedingte Ereignis, einschließlich Schmerz, kann zunächst einmal durch seine einzelnen Komponenten und schließlich als einheitliches Ganzes erfahren werden. Der gefühlte Sinn bezieht natürliche äußere Sinnesempfindungen wie Sicht (Bilder), Geräusche, Gerüche und Geschmäcke ein, aber er umfasst auch wichtige Daten, die auf dem Gewahrsein unseres Körperinneren beruhen – einschließlich Bewegungen, Temperatur, Haltungen, Gesten sowie Anspannung und Entspannung. Emotionen wie Traurigkeit, Angst, Ekel, Freude und Ärger beeinflussen den gefühlten Sinn ebenfalls. Der gefühlte Sinn verändert sich ständig und ist im typischen Fall vager, komplexer und dynamischer als Emotionen und stellt damit die umfassendere Umgebung dar, in der diese angesiedelt sind.

Wenn Sie lernen, bestimmte Empfindungen zu verfolgen, ist das ein weiterer Schritt zu einer zuverlässigen Schmerzregulierung und hilft Ihnen, effektiv mit dem Pendeln, dem primären integrativen Werkzeug für die Selbstregulierung, zu arbeiten.

Die Neurowissenschaften weisen darauf hin, dass emotionaler und körperlicher Schmerz mit denselben Gehirnarealen verbunden sind. Aus diesem Grund können wir annehmen, dass körperlicher und emotionaler Schmerz sich gegenseitig beeinflussen und verstärken. Die nächste Übung hilft Ihnen, das Zusammenspiel zwischen Ihrem körperlichen und Ihrem emotionalen Schmerz besser zu verstehen.

ÜBUNG 12
Schmerzauslöser erforschen

Richten Sie sich innerlich auf einen emotionalen Auslöser für Ihre Schmerzzustände aus. Das kann eine Erinnerung sein, die Ärger, Angst, Kummer oder andere starke Emotionen hervorbringt. Ihre Reaktion sollte jedoch mäßig sein; also wählen Sie kein Erlebnis, von dem Sie wissen, dass es Sie überwältigen könnte. Vielleicht handelt es sich um eine Mitteilung Ihrer Ärztin, die Reaktion eines Freundes oder eines Geliebten darauf, dass Ihnen durch Ihre Schmerzen Grenzen gesetzt sind, oder eine emotionale Verletzung wie eine Zurückweisung oder Ablehnung.

Durchforschen Sie langsam Ihren ganzen Körper, um herauszufinden, wo Sie diese Empfindung am intensivsten spüren. Vielleicht in Ihrem Brustkorb, im Unterleib oder irgendwo anders? Richten Sie Ihre Aufmerksamkeit ganz auf diesen Bereich und atmen Sie dort hinein. Erleben und benennen Sie die körperlichen Empfindungen, auf die Sie stoßen, während Sie weiter in diese Region hineinatmen. Was fällt Ihnen dabei auf?

Wenn Ihnen unwohl wird, richten Sie Ihr Gewahrsein auf Erinnerungen, die beruhigend und ausgleichend wirken. Dann üben Sie sich darin, zwischen den positiven Empfindungen und den schmerzhaften und unangenehmen hin- und herzuwechseln.

Was passiert dabei? Wird Ihre Reaktion auf die unangenehmen Erlebnisse vielleicht schwächer?

Bitte berichten Sie wieder von Ihren Erfahrungen in Ihrem Schmerztagebuch.

Das Versprechen des Pendelns

Vielleicht fragen Sie sich: »Wie kann so eine simple Übung wie verkörpertes Gewahrsein und Atmen bei *meinen* Schmerzen wirklich etwas bewirken?« Schließlich haben Sie schon so vieles ausprobiert, wie können Sie da sicher sein, dass das, was wir hier vorschlagen, tatsächlich wirkt?

Angesichts der vielen üblichen Kämpfe, die Menschen mit anhaltenden und chronischen Schmerzen ausfechten, ist das eine berechtigte Frage. Die Antwort liegt in der Kraft, die jedem Rhythmus innewohnt. Die Rhythmen der Energielevel des Nervensystems schwingen auf der primitivsten Reptilienebene auf natürliche Weise wie ein Pendel. So atmen wir zum Beispiel ein – und aus. Wir sind aktiv und wach – und sind müde und legen uns schlafen, um auszuruhen. Wir ziehen uns zusammen – und dehnen uns aus. Das ist der grundlegende Rhythmus des Lebens.

Das Pendeln ist ein ebenso simples wie tief greifendes Werkzeug, um sich diese Rhythmen zunutze zu machen und sie zu verändern, damit das Nervensystem von den Auswirkungen von Schmerz, Stress und Trauma genesen und wieder ins Gleichgewicht kommen kann. Einfach gesagt, gehört das Pendeln zu den wenigen grundlegenden Werkzeugen, mit denen wir bei Übererregung, Erstarrungsreaktionen und schwierigen Emotionen generell wirkungsvoll intervenieren können.

Es gibt viele Methoden für die Intervention bei Kampf und Ärger am einen Ende, wie auch Flucht und Angst am anderen Ende des Spektrums. Schmerzbehandlungsmethoden einschließlich Psychotherapie und Körpertherapie bieten eine Fülle von möglichen Ansätzen. Und doch gibt es fast keine Methode für die direkte Vermittlung bei der Erstarrungsreaktion. Und da viele, wenn nicht alle Menschen, die, wie lange auch immer, an Schmerzen leiden, diese nicht überwinden können, weil sie durch unbewältigte und nicht aufgelöste Erstarrungsreaktionen blockiert sind, ist leicht zu verstehen, warum wir diesen Heilungsweg einbeziehen *müssen*.

Die meisten Experten sind sich heute einig, dass das wichtigste Kennzeichen eines Traumas darin besteht, dass die davon Betroffenen erstarrt, festgefahren oder in Angst, hilflosem Zusammenbruch, Dissoziation, Entsetzen und Wut gefangen sind. Das Pendeln erlaubt Ihnen, sich auf indirektem Weg ganz nahe an die Empfindungen heranzubegeben, in denen Sie festgefahren sind. So bekommen Sie, indem Sie allmählich durch Erstarrung und Immobilität hindurchgehen und diese Zustände überwinden, wieder Zugang zu Ihrem Handlungspotenzial. Ist das erst einmal passiert, stehen Ihnen auch aktivere Formen von Abwehr durch Angriff und Flucht wieder zur Verfügung.

Wir haben festgestellt, dass der effizienteste und effektivste Weg zu dauerhafter Heilung darin besteht, mit der Arbeit auf der primitivsten körperlichen Ebene zu beginnen und uns von dort aufwärts zu Gefühlen, Gedanken und Wahrnehmungen zu begeben. Diese Art der Verarbeitung ist, zusammen mit der Praxis des Pendelns, das entscheidende Werkzeug für die zuverlässige Auflösung von Schmerzen und traumatischen Symptomen.

Das Pendeln hilft uns, zwischen Kontraktion und Expansion, Angst und Sicherheit, Ärger und Ruhe, Kummer und Annehmen, Passivität und Aktivität behutsam hin- und herzuwechseln. Viele Menschen kommen durch diese Übung in relativ kurzer Zeit aus der Schmerzzone und können sich auf kleine Inseln relativen Wohlbehagens und positiver Verbundenheit begeben. Es ist für jeden Menschen, der Schmerzen hat, von entscheidender Bedeutung, sich in den Rhythmen des Pendelns zu üben und sie kennenzulernen. Diese Übung macht Sie mit der Dynamik von Balance und bestimmten Veränderungen bekannt und vermittelt Ihnen das wohltuende Wissen, dass sich Ihr Erleben, ganz gleich, wie heftig Ihre Schmerzen in diesem Augenblick sein mögen, schon im nächsten Moment verändern kann und verändern wird.

Sie haben sich durch das kreisförmige Atmen und andere Übungen, die wir Ihnen bislang in diesem Programm vorgestellt haben, bereits auf das Pendeln vorbereitet. Doch selbst wenn Sie das Pendeln schon häufig praktiziert haben, empfehlen wir Ihnen, die folgende Übung auszuprobieren, um Ihre Fähigkeiten bezüglich dieses entscheidenden Prozesses und Ihr Verständnis dafür zu verfeinern und zu vertiefen.

ÜBUNG 13
Pendeln und die Rhythmen von Schmerzen

Finden Sie nun eine bequeme Position im Sitzen oder Liegen, in der Ihr Körper so weit unterstützt wird, dass Sie wach und entspannt bleiben. Sorgen Sie dafür, dass Sie etwa 15 Minuten lang nicht gestört werden.

1. Erforschen Sie zunächst einmal, wo Sie sich körperlich offen und weit und wo Sie sich eng und angespannt fühlen. Verbinden Sie sich mit Ihrem inneren Spürsinn, um sowohl die kleinen als auch die größeren körperlichen Bereiche zu finden, die sich weit oder eng und schmerzhaft anfühlen.
2. Stellen Sie sich vor, auf Entdeckungsreise zu gehen. Erforschen Sie alle Inseln des Wohlbehagens und der Weite im Körper wie auch alle Bereiche der Enge und Ange-

spanntheit. Auf welche Empfindungen stoßen Sie hier? Forschen Sie mithilfe Ihres Atems noch tiefer, indem Sie ihn ins Zentrum jedes dieser Orte lenken. Was finden Sie hier noch vor?

3. Wechseln Sie jetzt zwischen den kleinen Bereichen von Unbehagen zu den größeren Bereichen von Wohlbehagen hin und her, und schlagen Sie auf diese Weise zwischen beiden mehrmals eine Brücke. Spüren Sie, wie es sich anfühlt, von Enge zu Weite zu wechseln. Haben Sie das Gefühl, dass Sie jedes Mal ein wenig weiter werden? Falls nicht, welche Unterschiede erleben Sie?
4. Richten Sie Ihre Aufmerksamkeit jetzt allmählich auf die mittelgroßen Bereiche von Enge und Weite im Körper. Spüren Sie den Rhythmus, während Sie zwischen beiden mehrmals eine Brücke schlagen.
5. Schließlich pendeln Sie zwischen den größten Bereichen von Unwohlsein oder Schmerz und den größten Bereichen von Ausdehnung und Wohlbehagen hin und her. Wechseln Sie wieder mehrmals zwischen beiden und verbinden Sie sich mithilfe des Atems mit jedem Ort. Achten Sie auf den Rhythmus dieser Bewegung. Fühlt er sich anders an als beim früheren Brückenschlagen?
6. Hilft Ihnen das Gefühl von Fließen und Weitwerden, in bestimmte schmerzende und angespannte Bereiche Bewegung zu bringen? Wie verändern sich die anfänglichen Empfindungen von angespannter Enge insgesamt? Was erfahren Sie dadurch über die Rhythmen von Schmerzen?

Bei zunehmender Übung kann Ihnen das Pendeln helfen, Ihre durch Schmerzen blockierte Resilienz wiederherzustellen. Statt sich vor lauter Hoffnungslosigkeit und Verzweiflung wie am Boden zerstört zu fühlen, entdecken Sie, dass jeder lebendige Moment das Versprechen auf Veränderung birgt. Da Sie in Ihrer eigenen Geschwindigkeit vorgehen, folgen Sie Ihren angeborenen Rhythmen – das heißt, Sie machen langsamer, wenn die Erfahrung des Hin- und Herwechselns Sie zu überwältigen droht, und werden ein wenig schneller und gehen tiefer, sollten Sie sich von Ihren Empfindungen eher abgeschnitten fühlen. Oder Sie wechseln in diesem Fall häufiger hin und her.

Weil die Rhythmen des Pendelns uns helfen, ein Gleichgewicht zwischen angenehmen und unangenehmen Empfindungen zu finden, können wir unserem Körper besser vertrauen und annehmen, wohin uns unser somatisches Erleben führt, vor allem, weil wir immer wieder die Erfahrung machen, dass unser Zustand bereits im nächsten Moment ein anderer sein kann. Wir wissen dann, dass sich unsere Gefühle, auch wenn wir uns schrecklich fühlen, verändern können und verändern werden, und entwickeln auf diesem Weg eine gewisse Akzeptanz. Das befreit uns von dem bislang vorherrschenden Gefühl des Ausgeliefertseins, das mit beharrlichen Schmerzen oft einhergeht.

Station 2: Die weitere Transformation

Wenn Sie, ausgehend von den absehbaren Rhythmen, die Sie beim Pendeln erleben, erst einmal den Boden bereitet haben für eine zuverlässigere Selbstregulierung Ihrer Schmerzen, besteht die nächste Station der Genesung in der weiteren Transformation. Sie haben durch das Pendeln eine Grundlage geschaffen, auf der Sie mit vielen verschiedenen Werkzeugen und

Erfahrungen sicher aufbauen können. Dies kann Ihnen eine reiche Entdeckungsreise erschließen, die Sie zurückführt zu Ihrer Ganzheit.

Die Kraft von Spiritualität

Wenn Menschen, die an Schmerzen leiden, allmählich davon wegkommen, dass sie körperliche Erfahrungen meiden, um ihrem Schmerz aus dem Weg zu gehen, beginnen sie der Weisheit ihres Körpers zu vertrauen und sich mit diesem anzufreunden. Durch die vielen Erfahrungen mit verkörpertem Selbstgewahrsein, die Sie bei diesem Prozess machen, wachsen Ihr Vertrauen, Ihre Kraft und Ihre Resilienz kontinuierlich. Sie befreien Ihren Körper aus dem wütenden Zugriff der Schmerzen und eignen ihn sich wieder an, indem Sie Körperempfindungen aufspüren und verfolgen, die Rhythmen von Veränderung erleben, sich selbst berühren oder berühren lassen (zum Beispiel in Form von Massage) und auf diesem Weg die grundlegende Verbindung zwischen Geist und Körper verstärken und vertiefen. Geht diese Verbindung erst einmal tiefer, erschließt sich Ihnen auf natürlichem Weg eine weitere heilsame Dimension: die Kraft von Spiritualität.

Zwischen Schmerzen, Trauma und Spiritualität existiert ein wichtiger Zusammenhang. Im Laufe unserer langjährigen Praxis hatten wir das Privileg, Zeugen tief greifender und authentischer Transformationen beim Heilungsprozess vieler Klientinnen und Klienten zu werden. Wenn diese Menschen lernten, die Traumen, die ihr Leben bislang emotional, körperlich und psychisch überschattet hatten, allmählich zu meistern, machten sie erstaunlich wohltuende Erfahrungen, wie die Befreiung von Schmerz und die Öffnung für Freude, eine außergewöhnliche Klarheit, mühelose Konzentration und manchmal ein umfassendes Gefühl von Frieden, von Einssein. Außerdem berichten viele dieser Menschen von tiefen, beständigen Erlebnissen von Ganzheit und Mitgefühl, vor allem Selbstmitgefühl.

Wir möchten Sie hier wissen lassen, dass es möglich ist, zwischen schmerzhaften und sich gut anfühlenden, entspannten und angespannten Körperbereichen eine Art alchemistische Umwandlungsbeziehung herzustellen. Es geht nicht darum, dass Schmerz schlecht und Freude gut ist. Wichtig ist die Balance zwischen Schmerz und Freude und die Fähigkeit, zwischen beiden zu wechseln. Wenn Sie sich auf diesen scheinbar magischen/mystischen Prozess einlassen, existieren die Polaritäten von Freude und Schmerz als solche nicht mehr; vielmehr gehen beide eine neue, dynamische Synthese ein.

Menschen, die einen wirklichen Heilungsprozess erleben, fällt interessanterweise oft gar nicht auf, dass ihre Schmerzen oder anderen Symptome schwächer geworden oder sogar ganz verschwunden sind. Manchmal sagen sie Wochen nach Beginn ihrer Heilungsarbeit: »Wissen Sie, es ist komisch. Ich bin doch hierhergekommen wegen meiner chronischen Rückenschmerzen, und jetzt ist mir aufgefallen, dass ich die gar nicht mehr habe. Sie sind einfach in den Hintergrund getreten.« Wenn wir unsere Klienten eine Weile nicht nach ihren Schmerzsymptomen fragen, machen wir manchmal die dankbare Entdeckung, dass diese sich auf scheinbar magische Weise aufgelöst zu haben scheinen.

Wie können wir uns diese Veränderungen erklären? Oft beruhen sie auf spirituellen Erfahrungen. Wenn Sie Schwierigkeiten mit dem Begriff »Spiritualität« haben, weil Sie damit religiöse Dogmen verbinden, können Sie sich diese Erlebnisse auch als starke, positive, konfliktfreie Gefühle vorstellen, die für die Selbstheilung und die Selbstregulierung von entscheidender Bedeutung sind. Für viele Schmerzpatienten gehört das Gefühl von Freude zu den wichtigen angenehmen Erfahrungen, derer sie sich beraubt fühlen. Wenn Sie durch Achtsamkeit oder ähnliche Haltungen wie Dankbarkeit Ihre Lebensfreude wiederentdecken, kann das für Sie sehr wichtig sein.

Die Praxis der Dankbarkeit

Einer der besten uns bekannten Wege zu Freude sowie Akzeptanz und Mitgefühl für uns selbst ist die Praxis der Dankbarkeit. Natürlich ist diese Praxis, wenn Sie Schmerzen haben, eine ziemliche Herausforderung, denn in dieser Situation sehen Sie vielleicht gar nicht, dass es viele Dinge gibt, für die Sie tatsächlich dankbar sein können.

Der Benediktinermönch Bruder David Steindl-Rast, bekannt für seine Vorträge über Dankbarkeit als spirituelle Praxis, lehrt, dass zwischen Freude und Dankbarkeit ein direkter Zusammenhang besteht.[29]

Statt dass freudige Erlebnisse Dankbarkeit hervorrufen, wie die meisten Menschen glauben, geht Bruder David davon aus, dass unsere Dankbarkeit Freude auslöst. Er definiert Dankbarkeit als bedingungslose Wertschätzung für Dinge, die wir geschenkt bekommen, angefangen mit der Gabe des Lebens selbst. Statt also darauf zu warten, dass wir uns über etwas freuen und dann Dankbarkeit empfinden können, empfiehlt er, täglich Dankbarkeit zu praktizieren, denn je dankbarer wir sind, desto größer ist die Wahrscheinlichkeit, dass wir Freude in und an unserem Leben finden. Diese Sicht vertreten auch viele buddhistische Schulen.

Bruder David schlägt vor, uns täglich zu überlegen, wofür wir in unserem Leben dankbar sind. Dabei sollte es sich um Dinge handeln, denen wir uns bislang noch nie mit dankbarem Herzen zugewandt haben. Sollte diese Praxis Ihr Interesse wecken, probieren Sie sie am besten einmal eine Woche lang aus und halten Sie die Ergebnisse in Ihrem Schmerztagebuch fest. Was verändert sich für Sie? Erleben Sie durch diese Praxis Ihren Alltag anders?

Das Institute of HeartMath vertritt die Sicht, dass Dankbarkeit und Wertschätzung für uns selbst und andere zu den positiven Gefühlen gehören, die wir am leichtesten selbst hervorrufen können, um stressige, schmerzliche Emotionen zu überwinden. Die Untersuchungen von HeartMath haben gezeigt, dass Menschen, die diese Praxis mit simplen Methoden verfolgen, anhaltende positive Wirkungen erleben, wozu auch eine bessere körperliche Gesundheit und emotionales Wohlbefinden gehören, die wiederum bewirken, dass Menschen grundlegend neue Verhaltensmuster entwickeln.

Das HeartMath-Programm möchte Menschen helfen, ihre eigenen Kräfte zu entfalten und von ihrem Herzen aus zu leben. Dabei liegt der Schwerpunkt auf der Entwicklung positiver Absichten und positiven Verhaltens im Alltag, die auf der intuitiven Weisheit unseres Herzens beruhen und sich in Form von aufrichtiger Wertschätzung, Fürsorge und Freundlichkeit uns selbst und anderen gegenüber äußern. Die Werkzeuge von HeartMath basieren auf 20 Jahre langen Forschungen über Faktoren wie die Auswirkung von Stress auf die Herzfrequenzvariabilität und die Wohltaten, die damit verbunden sind, wenn wir die körperlichen, mentalen, emotionalen und spirituellen Dimensionen unseres Erlebens in Einklang bringen.[30]

Bei den HeartMath-Methoden liegt der Fokus auf dem energetischen Austausch zwischen Herz und Gehirn. Stressige Emotionen wie Angst, Ärger und Kummer stören unseren Herzrhythmus, während positive Emotionen »Heart Coherence« (Herzkohärenz) erzeugen, einen Zustand, in dem die Herzfrequenz in regelmäßigen, fließenden Wellen verläuft, was verbunden ist mit weniger Stress, viel Energie und einer Synchronizität von Schädelhirn und »Herzgehirn«. Die Praxis der Dankbarkeit, bei der wir uns im Herzen zentrieren, verstärkt diese »Heart Coherence«. Wenn Sie eine einfache HeartMath-Technik ausprobieren möchten, versuchen Sie es einmal mit der folgenden kleinen Übung.[31]

Als Erstes richten Sie Ihre Aufmerksamkeit auf Ihr Herz, ähnlich wie Sie sich auf Ihren rechten Ellenbogen, den linken Fuß oder beide Ohren ausrichten würden. Um die Verbindung zu vertiefen, können Sie dabei eine Hand oder beide Hände auf das Herz legen.

Stellen Sie sich vor, dass Ihr Atem dort im Brustkorb ein- und ausströmt, wo Sie Ihr Herz spüren. Atmen Sie behutsam und stetig durch Ihr Herz ein und wieder aus, wobei Ein- und Ausatmen etwa gleich lang sein sollten. Wiederholen Sie das so lange, bis Sie leicht und langsam atmen.

Fahren Sie fort, durch Ihr Herz ein- und auszuatmen. Denken Sie an das positive Gefühl von Wertschätzung, das Sie einem Menschen, den Sie kennen, entgegenbringen, oder auch einem Haustier oder einem bestimmten Ort in der Natur. Atmen Sie weiter durch Ihr Herz ein und aus, während Sie sich auf diese Quelle Ihrer Wertschätzung ausrichten. (Beachten Sie: Sie müssen diese Wertschätzung nicht unbedingt *fühlen*.)

Welche Veränderungen nehmen Sie wahr? Wenn Sie möchten, können Sie die Praxis des Pendelns, die wir in diesem Kapitel in der Übung »Pendeln und die Rhythmen von Schmerzen« beschreiben, folgendermaßen erweitern: Richten Sie Ihre Aufmerksamkeit als Erstes auf Empfindungen, die mit emotionalem oder körperlichem Schmerz und Unbehagen verbunden sind. Dann gehen Sie über zu der gerade praktizierten Atmung, die Sie mit im Herzen zentrierter Dankbarkeit in Berührung bringt. Wechseln Sie ein paarmal zwischen beidem hin und her. Wie verändert sich Ihre Atmung? Wie verändern sich die Empfindungen, die mit emotionalem oder körperlichem Schmerz einhergehen?

Selbstliebe und Selbstmitgefühl

Um die spirituelle Dimension des Erlebens zu erweitern, ist es wichtig, sich genauer anzuschauen, welche Absichten Sie sich selbst gegenüber hegen. Es gibt viele Wege, Selbstliebe und Mitgefühl zu entwickeln, ganz gleich, ob das für Sie eine spirituelle Praxis ist oder nicht. Menschen, die an Schmerzen leiden, fällt es besonders schwer, sich selbst zu lieben, weil die Schmerzen Freude und Harmonie aus ihrem Leben verdrängen. Sie sind auch deswegen besonders gefordert, weil sie sich zutiefst unfähig fühlen, ihre Schmerzen so zu regulieren, dass sie sich zum Positiven verändern.

Ein einfacher Weg, um Zugang zur spirituellen Dimension zu finden, besteht darin, sich klarzumachen, welche positiven Absichten Sie sich selbst entgegenbringen, und diese sogar laut auszusprechen, um zu sehen, ob sie in Ihrem Körper als gefühlter Sinn Resonanz auslösen. Der positive Vorsatz »Ich will mich selbst lieben« ist ebenso wichtig wie andere Methoden der Schmerzbewältigung.

Ein weiterer Weg zur Selbstliebe besteht darin, sich auf Ihr Selbstmitgefühl auszurichten. Es gibt viele Methoden, die Ihnen helfen, sich selbst mehr Mitgefühl zu zeigen, aber viele Menschen finden hier die Praxis der (Metta-)Meditation auf liebende Güte besonders hilfreich.

Um diese kleine Übung einmal auszuprobieren, nehmen Sie eine bequeme, aufrechte Position im Sitzen ein. Schließen Sie die Augen, wenn Sie möchten, und nehmen Sie drei tiefe, entspannte Atemzüge mit dem Herzen wie mit dem Zwerchfell. Zur Unterstützung können Sie auf beide Körperbereiche eine Hand legen.

Machen Sie sich ein inneres Bild von sich selbst in diesem Augenblick, wie Sie dasitzen oder daliegen. Schauen Sie sich Ihre Haltung an, spüren Sie hinein und achten Sie auf alle auftauchenden Körperempfindungen. Konzentrieren Sie sich auf den Gedanken, dass alle Lebewesen in Frieden und Glück leben wollen. Verbinden Sie sich mit Ihrem eigenen tiefen Wunsch danach: »So wie alle Lebewesen glücklich und frei von Leid sein wollen, so möge auch ich glücklich und frei sein von Leid.« Machen Sie eine Pause und spüren Sie die wohltuende Wirkung dieser liebevollen Absicht.

Bleiben Sie bei dem Bild von sich, wie Sie in diesem Augenblick dasitzen oder daliegen und diese guten Absichten in Ihrem Herzen spüren, und wiederholen Sie einige oder sämtliche der folgenden Äußerungen:

- Möge ich in Sicherheit sein.
- Möge ich gesund sein.
- Möge ich frei sein von Leid.
- Möge ich in meinem Leben Wohlwollen und Leichtigkeit erfahren.

Machen Sie nach jeder Aussage eine Pause, um sie in Ihrem Körper zu spüren. Wiederholen Sie die von Ihnen gewählten Sätze ein paarmal, um sich ganz mit der positiven Absicht zu verbinden. Manchmal ist es hilfreich, nur ein Wort zu wiederholen, wie »sicher, sicher, sicher«, um dessen Bedeutung wirklich zu spüren.

Wenn Sie abgelenkt werden, richten Sie sich einfach wieder auf das Bild oder Gefühl von sich in Ihrer augenblicklichen Körperhaltung aus, legen eine Hand auf Ihr Herz und eine Hand auf Ihr Zwerchfell und atmen ein, zwei Atemzüge leicht und entspannt. Dann kehren Sie zu den oben genannten Sätzen zurück. Denken Sie daran, Ablenkungen passieren *immer*, und Ihre Absicht besteht darin, sich selbst Liebe zu schenken. Wenn Sie so mit sich sitzen wie bei dieser Übung, kann sich das anfühlen, als säßen Sie mit einer guten Freundin zusammen, der es schlecht geht. Sie können nicht ändern, was Ihrer Freundin gerade widerfährt, aber Sie können ihr die Freundlichkeit entgegenbringen, die sie verdient.[32]

Wenn Sie das Gefühl haben, dass die Übung abgeschlossen ist, öffnen Sie die Augen und schreiben über Ihre Erfahrungen ein paar Minuten in Ihrem Schmerztagebuch. ✍

Hartnäckige Schmerzmuster umwandeln

Wir könnten einen Menschen, der mit scheinbar unberechenbaren Schmerzanfällen zu kämpfen hat, fragen: »Welche Schritte haben zu dieser negativen Situation geführt?« Das heißt, was ist dem unliebsamen Zustand, hoffnungslos im Bett zu liegen und endlose Stunden gegen die Panik anzukämpfen, vorausgegangen? Mit dieser Frage wollen wir erforschen, wie Sie intervenieren können, *bevor* Sie in dieser unangenehmen Situation landen.

Wenn Sie erst einmal herausgefunden haben, wie sich Ihre »Schmerzkette« aufgebaut hat, können Sie zu Wohlbefinden und Ganzheit zurückfinden, indem Sie ein Glied dieser Kette verändern. Ähnlich wie bei einem Mobile ändert sich oft das gesamte Schmerzmuster, wenn Sie nur ein Element berühren oder verändern.

Das geht am besten, wenn wir neugierig auf die Kette von Ereignissen werden, die zu einem Schmerzanfall führen, oder diese achtsam wahrnehmen, statt sie zu unterdrücken oder kontrollieren zu wollen. Vielleicht möchten Sie Tagebuch führen über Situationen, in denen Ihre Schmerzen plötzlich zunehmen. Finden Sie durch Achtsamkeit heraus, welche Verhaltensweisen, Gedanken, Gefühle und sensomotorischen Empfindungen möglicherweise zu Ihren speziellen Symptomen beitragen.

ÜBUNG 14
Eine neue Methode, Tagebuch zu schreiben

Viele Schmerzpatienten werden von ihren behandelnden Ärzten oder Therapeuten gebeten, ein Schmerztagebuch zu führen, nehmen jedoch oft keine signifikanten Veränderungen wahr, wenn sie diesem Rat folgen. Grundlegende Erkenntnisse über die Neuroplastizität unseres Gehirns weisen darauf hin, dass wir durch Neues motiviert werden.[33] Wenn Sie sich also durch eine Aufgabe nicht herausgefordert fühlen, über das bislang Gelernte hinauszugehen, verlieren Sie möglicherweise die Motivation zum Weiterlernen.

Ein Weg, motiviert zu bleiben, besteht darin, Ihre Erfahrungen im Tagebuch schriftlich zurückzuverfolgen. Denken Sie an die letzte Situation, in der sich Ihr Schmerz unerwartet zuspitzte und Sie ihm völlig ausgeliefert waren. Vielleicht sind Sie ins Bett gekrochen, weil Sie resigniert haben. Vielleicht haben Sie sich gesagt, dass Sie mit solchen Schmerzen einfach nicht leben wollen. Die wichtige Frage aber ist: Was haben Sie gesehen, gefühlt und gedacht, unmittelbar *bevor* Sie beschlossen, sich ins Bett zu legen, oder sich den unerträglichen Schmerzen auf andere Weise ausgeliefert haben?

Fragen Sie sich dann: »Was ist davor passiert?« Nehmen Sie sich ein paar Minuten Zeit, um entsprechende Beobachtungen aufzuschreiben, und gehen Sie zeitlich immer weiter zurück, um sich die Reihenfolge der Ereignisse vollständig bewusst zu machen. Vom Höhepunkt der Schmerzen und Ihrem Zusammenbruch gehen Sie alle vorausgehenden Ereignisse durch bis zum ersten Glied der Kette, die zu Ihrem Schmerzanfall führte.

Wenn Sie jetzt über diese Kette der Ereignisse nachdenken, was könnten Sie daran mit möglichst geringem Aufwand ändern? So können Sie die Ereignisse zum Beispiel zurückverfolgen bis zu dem Wunsch, einen Spaziergang zu machen, wobei Ihnen klar wird, dass Sie *gedacht* haben, Spazierengehen könnte Ihre Schmerzen verschlimmern ... und dann haben Sie einen Knoten im Bauch gespürt und wie sich Ihr Nacken und Ihre Schultern verspannen ... diese Anspannung bewirkte, dass der Schmerz auf der Skala von 3 auf 6 hochschnellte ... Wenn Ihnen dieser Gedanke bewusst wird, können Sie beschließen, einen kurzen, leichten Spaziergang zu machen und ihn nur auszudehnen, wenn der Schmerz tatsächlich nicht zunimmt. Oder Sie könnten, wenn Ihnen die Anspannung auffällt, eine der Atemübungen machen, um die Spannung abzubauen, bevor sie zu stärkeren Schmerzen führt.

Es ist wichtig, diesen Prozess offen enden zu lassen. Aus den Gedanken, Empfindungen, Emotionen, Bildern oder Bewegungen, von denen Sie bislang abgeschnitten waren, können Sie neue Informationen gewinnen, auch wenn diese noch so geringfügig erscheinen. Das kann zur wirkungsvollen Methode werden, vorhandene Muster zu unterbrechen und zu verändern. Manchmal müssen Sie dazu nur ein Element verändern.

✍ Schreiben Sie in Ihr Schmerztagebuch, wohin diese Erfahrung Sie geführt hat.

Hindernisse für die Genesung auflösen

Wir laden Sie ein herauszufinden, welche weiteren Hindernisse zu Ihren beharrlichen Schmerzen beitragen und Ihren Transformationsprozess blockieren und wie Sie diese überwinden können. Hier einige übliche Barrieren, auf die wir stoßen können, wenn die Schmerzbehandlung keine Fortschritte macht:

Sich auf die Krankheit statt auf die eigenen Kräfte konzentrieren

Viele Menschen, die mit Schmerzen kämpfen, schwächt oder entmutigt es, wenn ihnen Fachleute eine Fehldiagnose stellen oder ihre Schmerzen falsch einschätzen, sich dabei nur auf die Krankheit konzentrieren und Dinge sagen wie: »Das und das machen Sie falsch« oder »Hier strengen Sie sich nicht richtig an«. Wir hingegen konzentrieren uns auf Rezepte wie dieses: »Sie können sich Fähigkeiten aneignen, um Ihre Schmerzmuster allmählich zu verändern, sei es durch Somatic Experiencing, Atemübungen, die Arbeit mit inneren Bildern oder durch Kombinationen dieser Methoden. Wenn Sie auch nur die geringste Veränderung in Ihrer Beziehung zum Schmerz erleben, wird alles anders.«

Mit dem Tempo Ihrer Genesung hadern

Vielleicht stellen Sie fest, dass Sie denken: »Ich sollte inzwischen schon weiter sein« oder »Atemarbeit habe ich schon ausprobiert, ich glaube nicht, dass mir das hilft«. Es ist wichtig zu wissen, dass jeder kleine Augenblick, in dem Sie Bewusstsein in Ihren Körper bringen, das Potenzial für Veränderungen birgt. Jeder Augenblick! Das heißt, es besteht immer eine Chance, dass Wunder passieren.

Die Angst, dass die alten Schmerzmuster zurückkehren

Eine weitere häufige Blockade ist, dass Menschen, die schon lange an Schmerzen leiden und sich allmählich besser fühlen, sofort befürchten, dass die alten Schmerzmuster zurückkehren. Es ist wichtig zu akzeptieren, dass diese Muster sehr wohl zurückkehren können, dabei aber zu verstehen, dass die Genesung *tatsächlich* so verläuft. Schmerzen kommen und gehen, während wir uns weiter darauf konzentrieren, die zugrunde liegenden Muster aufzulösen.

Genau auf diese Weise integriert unser menschlicher Organismus Veränderungen. Kleine Kinder stehen nicht eines Tages aus dem Bett auf und laufen durch das Zimmer. Wir lernen allmählich, durch Versuch und Irrtum oder durch Experimente und Entdeckungen, was für uns funktioniert und uns unterstützt und was nicht. Wesentlich dafür ist, dass wir die Behandlung pragmatisch angehen und Menschen darin unterstützen, neugierig zu werden auf das, was hilft, statt sich auf das zu konzentrieren, was ihnen helfen *sollte*.

»Ich kann mir gar nicht vorstellen, keine Schmerzen mehr zu haben«

Auch wenn es dumm klingen mag – ein viertes Hindernis besteht darin, dass manche Menschen nicht wissen, was sie ohne Schmerzen anfangen sollen. Sie können sich an die Schmerzen gewöhnen und Ihr Leben so gestalten, dass Sie Situationen und Personen meiden, die sich als Schmerzauslöser erwiesen haben. Wenn die Schmerzen aufhören, geraten Sie nahezu in Panik. Fragen wie »Was passiert denn jetzt? Was soll ich mit meinem Leben anfangen?« tauchen auf. Die Angst, nicht zu wissen, wie Sie wieder aktiv auf das Leben und auf Menschen zugehen sollen, kann überwältigend werden. Es ist also wichtig, sich Zeit zu lassen, um sich auf ein Leben ohne Schmerzen allmählich einzustellen, denn der Schmerz ist Ihnen vertraut und durch diese Vertrautheit zum Freund geworden. Schmerzen bewirken oft, dass wir bestimmte Dinge (einschließlich Gefühle), die uns Angst machen, meiden. Manche Menschen empfinden, wenn sie keine Schmerzen mehr haben, sogar eine gewisse Traurigkeit, wie beim Verlust einer wichtigen Beziehung.

Mit Bindungsthemen kämpfen

Ein weiteres Thema, das Sie hindern kann weiterzukommen, sind Bindungen. Hierbei geht es um die frühe Bindung zwischen Kleinkind-Selbst und/oder kindlichem Selbst und den ersten Bezugspersonen. Bei vielen Menschen mit langwierigen Schmerzzuständen sind die frühen Bindungserfahrungen gestört. Entweder wurden sie vernachlässigt, oder sie haben in ihren ersten Beziehungen schlimme Erfahrungen mit Grenzverletzungen, Negativität und Missbrauch gemacht.

Diese Bindungsprobleme können unsere Wahrnehmung von und Beziehung zu behandelnden Ärzten und Therapeuten beeinträchtigen. Manche Schmerzpatienten sehen in ihren Ärzten unfehlbare Götter, die immer wissen, was das Beste für sie ist. Andererseits kann der Arzt aber auch als gefühllose, distanzierte Autoritätsfigur wahrgenommen werden, der sie nicht wirklich am Herzen liegen. Keine der beiden Wahrnehmungen muss zutreffen, und wenn Menschen sich verhalten, als seien nur sie »richtig«, kann das sehr unproduktiv sein.

Wenn Sie eine Schmerzbehandlung beginnen, ist es ganz entscheidend, dass Sie zu Ihrem Arzt oder Therapeuten eine Beziehung aufbauen, in der Sie beide gut zusammenarbeiten. Das bedeutet, Sie müssen lernen, Ihren eigenen Beitrag zu leisten, Fragen zu stellen und für Ihr Recht auf möglichst viel Mitsprache einzutreten. (In Kapitel 5 erläutern wir diesen Punkt näher.)

Es ist nicht selten, dass sich Patienten mit Schmerzexperten in Machtkämpfe verstricken. Vielleicht hilft es Ihnen, wenn Sie einige der üblichen Anzeichen für solche Machtkämpfe erkennen können:

- das Gefühl, dass Sie nicht verstanden werden und man Ihnen nicht zuhört,
- der Eindruck, dass man Ihre Ideen übergeht oder abwertet,
- der Glaube, dass man Ihre Ziele nicht respektiert und der Experte so tut, als wisse nur er, was für Sie am besten ist.

Einen Schmerzplan aufstellen

Es ist wichtig, mit Ihrem Chirurgen, Ihrer Ärztin, Ihrem Krankengymnasten, Ihrer Chiropraktikerin oder anderen Fachleuten, die Ihnen helfen, Ihre Schmerzen zu behandeln und zu beobachten, einen Schmerzplan aufzustellen. Ohne einen solchen Plan mit klar formulierten Zielen ist es schwer, Ihre Fortschritte einzuschätzen und möglichst effizient und effektiv voranzukommen. (Vergleichen Sie dazu Zinas Schmerzplan in Kapitel 6.)

Wenn Sie sich nicht in einer Gemeinschaftspraxis oder Reha-Einrichtung behandeln lassen und bei verschiedenen Fachleuten in Behandlung sind, kann das schwierig sein. Falls Sie zusätzliche Behandlungen brauchen, sollten Sie Ihre Ärzte oder Therapeuten fragen, ob sie Ihnen Personen empfehlen können, mit denen sie bereits gute Erfahrungen gemacht haben. Damit gehen Sie sicher, dass sich Ihre Behandlung so einheitlich wie möglich gestaltet und die Menschen, die Sie behandeln, sich untereinander austauschen und beraten.

Die zeitliche Abstimmung

Eine letzte Bemerkung zur Abkehr von Schmerzen und der Pilgerreise zur weiteren Transformation betrifft die zeitliche Abstimmung. Ganz gleich, welche Methode oder Technik Sie anwenden, es ist wichtig, dass Sie Ihre Schmerzinterventionen zeitlich abstimmen. Wenn das Tempo, in dem Sie vorgehen, auf Angst beruht (zum Beispiel der Angst, nicht genug zu tun oder nie gesund zu werden), fühlen Sie sich am Ende überwältigt.

Es ist wichtig, Ihre Konfrontation mit dem Trauma der Schmerzen und den Schmerzen des Traumas zu »titrieren« oder auf natürliche Weise zu verdünnen, indem Sie sich beiden Aspekten vorsichtig und in kleinen Schritten nähern, um davon nicht überfordert zu werden. Titration heißt hier, dass Sie besser vorankommen, wenn Sie auf diesem Weg nicht destabilisiert werden oder Rückschläge erleiden, auch wenn das bedeutet, dass Sie Ihre Ziele nur langsam erreichen. Wenn Sie damit hadern, dass Sie langsamer vorankommen, als Ihnen lieb ist, können Sie sich einmal folgende Fragen stellen:

- Sind meine Schmerzen in den letzten sechs Monaten deutlich besser geworden?
- Komme ich stetig voran, auch wenn ich nur kleine Schritte mache?
- Wenn ich den Weg, auf dem ich jetzt mit meinen Schmerzen bin, weitergehe, werde ich dann die Veränderungen erleben, die ich anvisiere?

Viel wichtiger, als besessen nach Fortschritten Ausschau zu halten, ist zu sehen, in welche positiven Richtungen Ihre Genesung geht. In späteren Kapiteln werden wir auf dieses Thema noch ausführlicher eingehen.

5
Mit spezifischen Schmerzzuständen arbeiten

Bevor Sie mit spezifischen Schmerzzuständen arbeiten, ist es wichtig, sich alle Ihre Untersuchungsergebnisse und bisherigen Behandlungserfahrungen noch einmal anzuschauen. Es ist gut, wenn Sie die Geschichte Ihrer Schmerzzustände kennen, das heißt, sich gestellte Diagnosen und auch, wie Sie diese verstanden haben, noch einmal vergegenwärtigen. Außerdem ist es wichtig zu wissen, welche Behandlungen Sie gemacht haben und wie erfolgreich diese waren, wie auch, mit welchen Experten Sie zusammengearbeitet haben. Wir möchten Ihnen vorschlagen, diese Rückschau selbst zu halten und aufzuschreiben, damit Ihr augenblicklicher Arzt sämtliche Informationen zur Hand hat, die er braucht, um Ihnen am besten helfen zu können. Das ist der erste Schritt auf dem Weg zu einem Arbeitsbündnis, mit dem Sie möglichst positive Resultate erzielen.

Wir müssen immer offen sein für die Möglichkeit, dass es strukturelle oder organische Ursachen für den Schmerz gibt. Es ist wichtig, die Quellen dieser »festen Verdrahtungen« zu erforschen, selbst wenn offensichtlich auch psychologische Aspekte wie Missbrauch oder Verluste mitspielen. Bei der Entscheidung, wie wir spezifische Schmerzsyndrome behandeln wollen, müssen wir immer physische wie auch psychische/emotionale/traumatische Faktoren berücksichtigen.

Fragen Sie sich, inwieweit die Schmerzen, die Sie jetzt haben, mit Ihrer medizinischen Diagnose zusammenhängen. Wenn die Antwort lautet: »Ich denke, meine Schmerzen hängen zu 100 Prozent mit dem zusammen, was der Arzt mir sagte«, sollten Sie sich an unsere Tipps und Anleitungen halten, wie Sie sich die benötigte medizinische Hilfe beschaffen. Aber wenn Sie antworten: »Ich bin schon ein gutes Stück geheilt. Und doch belastet mich der Unfall (oder was immer die Schmerzen ursprünglich ausgelöst hat) immer noch sehr stark«, sollten Sie sich auf die Suche nach möglichen emotionalen und traumatischen Ursachen begeben. Das Gleiche gilt bei ungelösten früheren traumatischen Erlebnissen, da auch diese zu den Faktoren zählen, die zu ständigem psychischen Stress/Schmerz beitragen können und Sie auffordern, noch tiefer zu forschen.

Um es einfach zu machen, konzentrieren wir uns zunächst einmal auf eine dieser beiden Seiten, die strukturelle oder die »psychische«, ohne jedoch die andere zu vernachlässigen. Denn selbst wenn zum Beispiel körperliche Verletzungen vorliegen, hebt das nicht die Notwendigkeit auf, die damit verbundenen traumatischen und emotionalen Aspekte zu verarbeiten. Wir ermutigen Sie aber auch, wenn Sie mit den emotionalen Aspekten Ihrer Schmerzen arbeiten, die Möglichkeit nicht auszuschließen, dass es körperliche Ursachen dafür gibt, wie zum Beispiel eine Zerrung, eine Verstauchung oder einen Bruch. Doch macht es natürlich generell keinen Sinn, endlos nach organischen Ursachen zu suchen, wenn diese möglicherweise einfach nicht vorliegen. Wichtig ist auch, die Tatsache zu berücksichtigen, dass bestimmte Diagnosen, die bei Schmerzen gestellt werden, eher belastend als klärend sein können, vor allem, wenn die Schmerzen mit einer lebensbedrohlichen Krankheit wie Krebs zusammenhängen.

Wir berücksichtigen bei der Arbeit mit jedem spezifischen Schmerzzustand fünf Ebenen des Traumas. Sie werden feststellen, dass wir uns in diesem Kapitel und auch sonst in diesem Buch immer wieder auf diese Dimensionen von Traumen beziehen.

1. *Traumen, die direkt und ursächlich mit den Schmerzen zusammenhängen*
   Dazu gehören die Nachwirkungen von Krankheiten, Unfällen, Verletzungen und chirurgischen Eingriffen.
2. *Ein einziges traumatisches Erlebnis, das den Schmerzen vorangegangen ist*
   Das können Stürze oder andere Unfälle sein (wie unter Punkt 1), häufiger aber handelt es sich hier um Erlebnisse wie Vergewaltigungen, (Raub-)Überfälle und Naturkatastrophen.
3. *Entwicklungsbedingte Traumen*
   Dazu gehören pränatale, perinatale und postnatale belastende Erlebnisse wie auch Störungen der frühen Bindung an die Eltern sowie der weiteren Beziehung zu den Eltern. Ein solches »Bindungstrauma« unterscheidet sich insofern von einem einzelnen traumatischen Erlebnis, als es im Allgemeinen tiefer geht und unbewusster ist. Manchmal ist die Bindung gestört, weil das Kind oder die Mutter krank ist. Das kann besonders problematisch sein, wenn die Mutter an postpartalen Depressionen leidet. Diese Art von frühem Trauma kann den Boden für spätere Schmerzzustände bereiten. Wenn Ihre Eltern noch leben, können sie Ihnen vielleicht einige Informationen geben. Aber das kann natürlich heikel sein, selbst

wenn offene Gespräche über diese Themen bereits als solche heilsam sein können.

4. *Kindesmissbrauch*
   Sexuelle Belästigung, Vernachlässigung, Verlust und andere wiederholte emotionale und psychische traumatische Ereignisse gehören zu den destruktivsten Ursachen für Schmerzen, weil sie oft auf die Menschen zurückgehen, die uns lieben und beschützen sollen. Solche verwirrenden Situationen machen es sehr schwer, Ärger zu empfinden, und so richten wir diesen oft gegen uns selbst. Missbrauch wie Entwicklungsverzögerungen können die Genesung von Schmerzen verlangsamen. Wenn Sie unter den Nachwirkungen solcher Erlebnisse leiden, sind Geduld und Beharrlichkeit wichtige Gefährten auf Ihrer Reise.
5. *Traumen, die durch chronische Schmerzzustände bedingt sind*
   Jeder chronische Schmerzzustand kann, wenn er sich verfestigt, als solcher und an sich traumatisierend sein. Schmerzen machen Angst und tragen zum emotionalen Kummer bei Depressionen bei. Jeder spezifische Schmerzzustand hat seine eigenen einzigartigen, zermürbenden Auswirkungen auf Geist, Körper, Herz und Seele und damit auf die Bewältigung des Alltags.

Selbst wenn Sie nicht an den speziellen Schmerzzuständen leiden, die wir in diesem Kapitel beschreiben, können Sie davon profitieren, wenn Sie sich durchlesen, wie die einzelnen Zustände aussehen und mit welchen Methoden sie bewältigt und transformiert werden können. Wir haben diesen Stoff so gegliedert, dass wir mit relativ einfachen Schmerzsyndromen beginnen und dann zu komplexeren übergehen. Deshalb fangen wir mit den weitverbreiteten Nacken- und Rückenschmerzen an.

Chronische Nacken-, Rücken- und Schulterschmerzen

Sind diese Schmerzen akut, können sie durch Ruhe, Kühlung und entzündungshemmende Medikamente gut behandelt werden und klingen oft von selbst wieder ab. Werden sie jedoch chronisch, bekommen wir sie oft schwerer zu fassen, weil sich die Ursachen nicht so leicht bis zu einem auslösenden Ereignis verfolgen lassen. Die Diagnose kann eine längere Angelegenheit sein, und das heißt, dass es für den Patienten länger dauert, bis er Linderung findet. Zu den hier angesagten Untersuchungen gehören Magnetresonanztomografie, Computertomografie, Röntgenaufnahmen, verschiedene schmerzhafte Injektionen wie epidurale Injektionen (in den Raum zwischen den Rückenmarkshäuten, Anm. d. Ü.), Injektionen in die Nervenwurzeln oder die Gelenke und andere Formen der Überprüfung der Nervenfunktionen. Natürlich ist es am besten, wenn die Diagnose ohne invasive oder schmerzhafte Prozeduren gestellt werden kann. Es lohnt sich, das mit Ihrem Arzt oder Ärzteteam zu besprechen.

Mögliche Ursachen für Rückenschmerzen können einfache »Muskelverspannungen« oder strukturelle Probleme wie Bandscheibenbeschwerden sein, zu denen auch Ischiasschmerzen, die Verengung von Blutgefäßen oder anderen Hohlorganen (des Rückenmarkkanals bei Arthrose der kleinen Wirbelgelenke) gehören wie auch strukturelle Abweichungen einschließlich Skoliose (Wirbelsäulenverbiegung) und Osteoporose. Weitere Auslöser für ernsthafte Schmerzen können Tumore, Infektionen und neurologische Probleme sein.

Die Schultern sind eine weitverbreitete Schmerzzone, was besonders einschneidend ist, da sie die beweglichsten Gelenke im Körper sind und für so viele notwendige Bewegungen benutzt werden. Zu den Ursachen für Schulterschmerzen gehören Probleme mit den Rotatorenmanschetten, Risse und Sehnenscheidenentzündungen, verhärtete Bänder, die eine steife Schulter nach sich ziehen, und Verletzungen wie Brüche oder Spaltungen des Schultergelenks.

Vince: Eine steife Schulter

Vince' Symptome hatten ein paar Monate vor unserem Treffen angefangen. Er arbeitete gerade in seiner Garage und hob einen Anlasser hoch, um ihn einzubauen. Dabei spürte er »einen stechenden Schmerz« in seinem Arm. Am nächsten Tag war die Schulter verspannt und wund. Mit der Zeit wurde der Schmerz immer heftiger und der Bewegungsspielraum des Armes immer eingeschränkter, bis dieser Zustand chronisch wurde.

Vince' Geschichte ist typisch: Wenn die Schmerzen den Umständen eines kleineren Unfalls offensichtlich nicht angemessen sind, machen wir uns auf die Suche, um herauszufinden, ob dahinter ein mögliches Trauma steckt.

Es ist verständlich, dass Vince seine Schulterbeschwerden auf die Reparaturarbeiten an seinem Wagen zurückführte. Das ist vergleichbar mit der Situation eines Menschen, der sich nach einem Blatt Papier bückt und plötzlich einen stechenden Schmerz im Rücken spürt. Der gesunde Menschenverstand und die meisten Chiropraktiker, Krankengymnasten und Masseure ziehen daraus den eindeutigen Schluss, dass der Rücken entsprechend »vorbelastet« war und man schon absehen konnte, dass das mal passiert. In Vince' Fall hatte der Krankengymnast ihn an mich überwiesen, da keine eindeutige körperliche Verletzung vorlag und Hoffnung bestand, einen schwierigen Eingriff vermeiden zu können.

Vince fand es offensichtlich verwirrend, einen »Seelenarzt« zu konsultieren, und zögerte, sich auf mich einzulassen. Da ich das spürte, versicherte ich ihm, dass ich ihm keine persönlichen Fragen stellen, sondern mich ganz darauf konzentrieren würde, ihm zu helfen, seine Beschwerden loszuwerden. »Ja«, sagte er, »mein Arm ist ganz schön angeschlagen.« Ich bat ihn, mir zu zeigen, wie weit er den Arm bewegen konnte, *bevor* es anfing wehzutun. Er bewegte ihn wenige Zentimeter und schaute dann zu mir hoch: »Mehr ist nicht drin.« »Gut. Jetzt möchte ich, dass Sie Ihren Arm noch einmal genauso bewegen, aber *viel* langsamer, so etwa.« Ich machte ihm die Bewegung vor. »Huch«, sagte er, während er seinen Arm anschaute. Er war offensichtlich überrascht, weil er ihn einige Zentimeter weiter bewegen konnte, ohne Schmerz zu verspüren. »Jetzt noch langsamer, Vince. Schauen wir, was diesmal passiert ... Ich möchte, dass Sie Ihrem Arm wirklich Ihre *ganze Aufmerksamkeit* geben, das heißt sich innerlich jetzt ganz auf Ihren Arm konzentrieren.« Durch langsames Bewegen kann die Aufmerksamkeit auf den Arm gerichtet werden. Schnelle, unachtsame Bewegungen würden wahrscheinlich die gewohnte Schutzhaltung aktivieren und noch mehr Schmerzen machen.

Seine Hand begann zu zittern und er schaute mich fragend an. »Ja, Vince, lassen Sie das einfach zu ... das ist gut so ... Ihre Muskeln lassen los. Versuchen Sie sich weiter auf den Arm und das Zittern zu konzentrieren ... Lassen Sie zu, dass der Arm sich einfach so bewegt, wie er will.« Das Zittern hielt eine Weile an und hörte dann auf. Vince stand jetzt der Schweiß auf der Stirn.

Wenn sich Vince' Bewegungen der Grenze näherten, die durch die gewohnte Abwehrhaltung vorgegeben ist, begann sich die Energie, die in dieser Muskelabwehr gebunden ist, zu lösen. Das war verbunden mit Reaktionen des unwillkürlichen autonomen Nervensystems wie Beben, Zittern, Schwitzen und Veränderungen der Körpertemperatur. Weil es sich hier um subkortikal bedingte Verhaltensweisen handelt, hat die Person keine Kontrolle über ihre Reaktionen. Das kann ziemlich beunruhigend sein. Meine Rolle bestand darin, Vince als Berater und Hebamme zu helfen, sich mit diesen fremden Empfindungen anzufreunden, da unwillkürliche Reaktionen, die er nicht kontrollieren konnte, für ihn ein ganz ungewohntes Phänomen waren.

»Was ist das, warum passiert das?«, fragte Vince mich mit der Stimme eines verängstigten Kindes. »Vince, ich werde Sie gleich bitten, einfach eine Minute die Augen zu schließen und Ihre Aufmerksamkeit nach innen in Ihren Körper zu richten ... ich bin hier, wenn Sie mich brauchen sollten.« Nach ein paar Augenblicken Stille begannen sich seine Hand und sein Arm nach außen zu bewegen, wobei sein ganzer Arm, seine Schultern und Hände jetzt intensiver zitterten. »Das ist völlig in Ordnung«, bestätigte ich, »lassen Sie einfach zu, dass passiert, was notwendig ist, und spüren Sie weiter Ihren Körper.«

»Es fühlt sich mal kalt, mal heiß an«, entgegnete er, während er den Arm weiter ausstreckte und ihn jetzt etwa 45 Grad vom Körper weghielt. An dem Punkt stoppte er abrupt. Erstaunt, den Arm so weit ausstrecken zu können, öffnete er weit die Augen. Er schien erregt zu sein. Sein Gesicht wurde plötzlich blass. Er klagte, ihm sei schlecht.

Statt zuzulassen, dass er einen Rückzieher machte, ermunterte ich ihn, aufmerksam bei den körperlichen Empfindungen zu bleiben. Er begann schnell zu atmen. »Oh, mein Gott. Ich weiß, was das ist.« »Ja, gut«, unterbrach ich ihn, »aber bleiben wir einfach noch eine Weile bei den Empfindungen, später sprechen wir darüber – in Ordnung?« Vince nickte und bewegte seinen Arm aus der Schulter vor und zurück, als würde er in Zeitlupe ein Stück Holz sägen. Das Zittern nahm zu, wurde weniger und legte sich dann ganz. Jetzt strömten ihm Tränen aus den Augen. Er nahm einen tiefen, spontanen Atemzug und streckte den Arm ganz nach vorn. »Das tut überhaupt nicht weh!« Sein Verhalten stimmte überein mit meinen Erkenntnissen über chronischen Schmerz. Meistens liegt diesem Schmerz ein Abwehrmuster zugrunde, und wenn sich dieses auflöst, verschwindet auch der Schmerz.

Mit Abwehrmustern arbeiten

Ein großer Prozentsatz von Nacken-, Schulter- und Rückenschmerzen geht auf Unfälle und Verletzungen zurück. Unser Muskel-Skelett-System ist so beschaffen, dass es unseren Körper vor drohenden Verletzungen durch diese Abwehr schützt. Werden diese Abwehrhaltungen nicht aufgelöst, kommt es zu Schmerzen. Vince halfen die langsamen achtsamen Bewegungen, seine Abwehrmuster loszulassen. Auch wenn sein Körper dieses Abwehrmuster bereits entwickelt hatte, brauchte es nur die minimale Anstrengung, den Anlasser in seinen Wagen zu heben, um die Reaktion in Gang zu setzen, die den Schmerz auslöste.

Vince entdeckt, welche Emotionen in seiner Schulter eingeschlossen waren

Am Ende seiner Sitzung öffnete Vince die Augen und schaute mich an. Aufgrund der Zusammenhänge, die er zwischen seinem inneren Gewahrsein und seinen Körperempfindungen hergestellt hatte, konnte er jetzt auf neue Bedeutungen schließen. Er erzählte mir Folgendes: Vor etwa acht Monaten hatte er für seine Frau den Einkauf erledigt. Als er aus dem Supermarkt kam, hörte er einen lauten Krach. Auf der anderen Straßenseite war ein Auto gegen eine Ampel gefahren. Er stellte seine Tasche ab und lief zur Unfallstelle. Die Fahrerin saß regungslos da und hatte offensichtlich einen Schock erlitten. Der Motor des Wagens lief, also griff er über ihren Körper hinweg, um die Zündung abzustellen, ein üblicher Handgriff, um Feuer oder Explosionen zu verhindern. Als er den Schlüssel gerade umdrehen wollte, sah er ein kleines Kind auf dem Beifahrersitz, das vom Airbag tödlich verletzt worden war. Und dann erzählte Vince mir, *warum* seine Schulter steif wurde: »Bevor ich das Kind sah, war alles in Ordnung ... Als Feuerwehrmann bin ich gewohnt, Dinge zu tun, die gefährlich sind ... aber als ich das Kind sah, wollte eine Seite von mir den Arm wegziehen und das Weite suchen ... Mir war so schlecht, dass ich dachte, ich übergebe mich gleich ... und die andere Seite blieb einfach da und tat, was zu tun war ... Manchmal ist es verdammt schwer zu tun, was wir tun müssen.« »Ja«, stimmte ich zu, »es ist schwer, und Sie und Ihre Kumpels tun es trotzdem ... Danke.«

»Hm«, sagte er noch, als er im Begriff war zu gehen, »ich nehme an, ich muss lernen, auf meinen Körper zu achten.« Vince hatte die Erfahrung gemacht, dass Körper und Geist nicht getrennt sind – dass er eine ganze Person ist. Er wollte noch mehr über sich erfahren und nahm drei weitere Sitzungen bei mir. Vince lernte, mit stressigen und widersprüchlichen Situationen besser umzugehen. Und es ist wohl nicht nötig zu erwähnen, dass er keine Operation brauchte.

Bei Vince war die Schulter steif geworden, aber das kann mit jedem Körperteil passieren. Indem wir die widersprüchlichen Kräfte behutsam hervorlocken und jeder erlauben, sich ungehindert zu äußern, können wir diese Versteifungen auflösen. (Bei Vince ging es um die beiden gegensätzlichen Impulse, nach vorn zu greifen und entsetzt zurückzuschrecken.) Mit den langsamen und bewussten sägenden Bewegungen seiner Hand begann Vince die innere Bewegung zu erforschen, die »in Schach gehalten wurde« und in einem Abwehrmuster gebunden war. Damit hatte er zwei widersprüchliche Impulse getrennt: den, nach dem Schlüssel zu greifen, und den, entsetzt zurückzuzucken.

Bill

Ein weiteres Beispiel ist Bill, der Patient mit Schulterbeschwerden aus Kapitel 1, der seine Schmerzen auflösen konnte, als er angeleitet wurde, durch den mittleren Rücken in dem Arm, dessen Bewegungsspielraum eingeschränkt war, behutsam und allmählich loszulassen. Mit meiner Hilfe schaute er sich zunächst die körperlichen Abwehrmuster bis zu seinem Sturz ins Wasser am Wochenende seiner Verlobung als junger Mann an und erkannte später, dass diese Muster sich mit denen bei seinem halsbrecherischen Unfall mit dem Fahrrad überschnitten, bei dem er auf den Lastwagen geprallt war. Als er seinen Arm und seine Schulter behutsam an sich drückte, durchlief Bill ein leichtes Zittern und Beben, wodurch sich die Bewegungseinschränkungen auflösen konnten. Im Verlauf mehrerer Sitzungen konnte er die neuromuskulären Schmerzen, die sich in seinem Körper über sechs Jahre verfestigt hatten, loslassen, und sie verschwanden.

Nun, auch wenn das vergleichsweise dramatische Fälle sind, können Sie doch in jedem Fall lernen, durch die Übungen in diesem Buch, einschließlich der folgenden, mit verschiedenen Arten von Schulter-, Nacken- und Rückenschmerzen zu arbeiten.

Behandlungsmöglichkeiten bei steifem Nacken, Rücken- und Schulterschmerzen

Wenn Sie Probleme in diesen (oder anderen Bereichen) Ihres Körpers haben, sollten Sie sich ein paar Minuten Zeit nehmen, um ein paar einfache Experimente zu machen, bei denen Sie einige der Prinzipien anwenden, die Vince und Bill geholfen haben.

Spüren Sie die Stelle, die sich steif oder unbeweglich anfühlt. Erforschen Sie die Empfindungen in dem Bereich, der die schmerzende Stelle umgibt. Benennen Sie diese mithilfe der Sprache der Empfindungen: zusammengezogen, angespannt, kalt, heiß, kribbelnd, vibrierend, bebend, zitternd und so weiter.

Lenken Sie allmählich Ihren Atem auf die steife Stelle, um sie noch weiter zu erforschen. Stellen Sie sich vor, Sie könnten in diese Stelle hineinatmen. Achten Sie darauf, was sich dabei verändert. Spüren Sie, wie die Stelle sich ausdehnt? Woher wissen Sie das?

Spüren Sie nach, welche Bewegungen Ihr Körper machen will. Stellen Sie sich diese Bewegungen vor, bevor Sie sie tatsächlich ausführen. Möchte Ihr Arm, wie der von Bill, vielleicht durch Kissen oder eine weiche Decke gestützt und leicht an den Körper gedrückt werden, um sanft vibrieren oder zittern zu können und auf diesem Weg den Schock einer vor Kurzem oder länger zurückliegenden Verletzung loszulassen? Möchte Ihr Arm sich, wie der von Vince, ausstrecken und rhythmische Bewegungen machen?

Jetzt lassen Sie diese Bewegungen ganz allmählich zu und richten behutsam die Aufmerksamkeit darauf. Während Sie die Bewegungen spüren, werden Sie noch langsamer. Sie können beim Zulassen von einzelnen Sequenzen der Bewegung einatmen und beim Ausatmen innehalten und die Reaktionen Ihres Körpers spüren. Fahren Sie fort, bis Sie das Gefühl haben, zum Abschluss gekommen zu sein, zumindest für jetzt.

Wenn Sie möchten, beschreiben Sie Ihre Erfahrungen ein paar Minuten lang in Ihrem Schmerztagebuch. Nehmen Sie wahr, wie sich die steifen Stellen und Ihr restlicher Körper im Lauf der Zeit verändern.

Fibromyalgie

Unter Fibromyalgie (Muskelfaserschmerz) leiden Millionen von Menschen, in der Mehrzahl Frauen. Dieses Syndrom ist verbunden mit einer ganzen Reihe von Symptomen, vor allem beharrlichen Muskelschmerzen. Viele der Betroffenen leiden auch an chronischer Erschöpfung und Reizdarm oder sind beeinträchtigt durch Migräne, schwere Menstruationsbeschwerden und Herzrhythmusstörungen.

Die Mediziner führten Fibromyalgie eine Zeit lang auf »psychosomatische« Ursachen zurück. Diese Klassifizierung war für die Betroffenen wenig hilfreich und bewirkte vor allem, dass sie sich schuldig fühlten. Patienten, die sehr reale Symptome hatten, wurden als Hypochonder und Simulanten abgetan oder meinten, ihnen werde unterstellt, dass sie sich ihre Beschwerden im Wesentlichen zusammenfantasierten.

Jetzt, wo diese Welle abklingt, suchen viele Forscher nach viralen, biochemischen und genetischen Ursachen für Fibromyalgie. Doch wie häufig, wenn das Pendel in die andere Richtung schwingt, geht man auch bei der Jagd nach neuen, bahnbrechenden Erkenntnissen an der Wahrheit vorbei. Auch wenn wir molekulare und genetische Einflüsse nicht ausschließen können, die beiden gegensätzlichen Lager psychosomatisch versus biologisch treffen beide nicht den Kern und haben für eine effektive Behandlung wenig Wert.

Aus der Sicht unseres Programms ist einer der wichtigsten bei Fibromyalgie zugrunde liegenden Faktoren das Festgefahrensein in den Reaktionen von Angriff, Flucht oder Erstarrung (das heißt, traumatischen Reaktionen). Einfach betrachtet, bewirken die ungelösten Muskelanspannungen Schmerzen, was zu noch mehr Angst und Anspannung und damit wiederum zu weiteren Schmerzen führt und so weiter. Wenn diese Schmerzen den Körper entsprechend stark in Mitleidenschaft ziehen, stellt man Menschen die (etwas willkürliche) Diagnose »Fibromyalgie«.

Vernachlässigung und Missbrauch sind wichtige Faktoren für eine Prädisposition für Fibromyalgie. Ein weiterer wichtiger Aspekt ist unterdrückter Ärger. Traumatisierte Menschen haben im Allgemeinen Angst, ihren Ärger und die eigene gesunde Aggression zu spüren.

Um bei diesen Schmerzen Abhilfe zu schaffen, müssen Sie wegen der Schwere der Symptome ganz langsam und sorgfältig vorgehen, vor allem, wenn auch der Magen-Darm-Trakt in Mitleidenschaft gezogen ist oder Sie an Migräne oder schweren prämenstruellen Beschwerden leiden. Gleichzeitig ist es wichtig, einen Internisten aufzusuchen, da einige dieser Symptome möglicherweise auch organische Ursachen haben. Denken Sie daran, wenn Sie beginnen, diese blockierten Energien zu lösen, dass sich Ihre Symptome anfangs verstärken können. Weniger ist hier mehr, gehen Sie also in Ihrem eigenen, einfühlsamen Tempo vor. Sollten Sie sich bei der Arbeit mit den Symptomen zu irgendeinem Zeitpunkt überfordert fühlen, wenden Sie sich bitte an einen Therapeuten, am besten jemanden, der eine Ausbildung in Somatic Experiencing oder anderen sanften, aber wirkungsvollen Methoden hat. Vertrauen Sie auf Ihren Instinkt und Ihre Intuition, um die richtige Therapeutin oder den richtigen Therapeuten für sich zu finden. Ganz gleich, wie viele Diplome jemand an der Wand hängen hat, verlassen Sie sich auf Ihr *Gefühl*, um zu entscheiden, wer für Sie die oder der Richtige ist.

Helen: Ein vergessener Augenblick

Helen zeigte erste frühe Anzeichen von Fibromyalgie. Auch wenn ihr das Sorgen machte, war das nicht der Grund dafür, dass sie Rat suchte. Sie kam in die Praxis, weil sie bestimmte eigene Gefühle nicht »verstand«. Ihre Freunde machten sich Sorgen, weil sie fanden, dass Helen immer nachgiebiger und unterwürfiger wurde und dann wieder überraschend explodierte. Als ihr Verhalten den Beziehungen zu Kolleginnen und Kollegen zu schaden drohte, fing auch Helen an, sich wirklich Sorgen zu machen. Sie sah keinen Zusammenhang zwischen den körperlichen Veränderungen, ihrem veränderten Verhalten und einem Ereignis, das drei Jahre zurücklag und ihrer Meinung nach unwichtig war.

Ich bat Helen, sich an die letzte Begegnung mit einer Kollegin zu erinnern, in der sich ihr verändertes Verhalten gezeigt hatte. Dabei achteten wir beide auf ihre körperlichen Reaktionen. Ich bemerkte, dass sie die Schultern hochzog und »krümmte«, und wies sie darauf hin. Sie berichtete, ihre Schultern und ihr

Nacken seien angespannt und schmerzten. Dann sagte sie, sie fühle sich, als habe sie etwas falsch gemacht. Ich fragte, ob das ein Gefühl oder ein Gedanke sei, und Helen erwiderte nach einer Weile: »Ich glaube, ein Gedanke.« Wir lachten beide. Wir sind uns unserer Gedanken sehr oft nicht bewusst und verwechseln diese oft mit der Wirklichkeit, statt zu erkennen, dass es einfach nur Gedanken sind. Ich bat sie dann, ihre Aufmerksamkeit auf den Körper zu richten. Sie berichtete, sie verspüre so ein Wegsacken in der Magengrube, und sagte: »Ich hasse mich dafür.« Sie war selbst verblüfft über diesen plötzlichen Ausbruch von Selbsthass.

Statt zu analysieren, *warum* sie sich so fühlte, lenkte ich Helens Aufmerksamkeit wieder zurück zu den Empfindungen in ihrem Körper. Nach einer Pause berichtete sie, dass ihr »Herz und ihre Gedanken tausendmal schneller rasen als sonst«. Dann beunruhigte sie etwas »Schwitzendes, Stinkendes und Heißes« im Rücken, wovon ihr übel wurde. Der Schmerz in ihrem Nacken und ihren Schultern nahm zu und schnellte bei einer Skala von 10 auf 7,5. Dieser Schmerz, sagte sie, mache sie verrückt. Helen war jetzt deutlich erregter – ihr Gesicht war blass geworden –, und sie verspürte das dringende Bedürfnis, aus dem Raum zu rennen. Nach ein paar ermutigenden Worten beschloss sie zu bleiben und sich diese unangenehmen Empfindungen genauer anzuschauen. Der Schmerz wurde intensiver und nahm dann allmählich wieder ab. Während Helen dieses Zu- und Abnehmen verfolgte, wurde ihr eine weitere Empfindung bewusst – eine Verspannung im rechten Oberarm und in der rechten Schulter.

Als sie sich darauf konzentrierte, verspürte sie den Drang, den Ellenbogen nach hinten zu stoßen. Ich bot ihr meine Hand als Sicherheit und Widerstand, damit Helen die Kraft in ihrem Arm bei diesem langsamen Rückwärtsstoßen in einem geschützten

Raum spüren konnte. Nachdem sie ein paar Sekunden zugestoßen hatte, begann ihr Körper zu beben und zu zittern, während sie stark schwitzte. Ihre Füße bewegten sich und traten langsam auf und ab, wie auf den Pedalen einer Nähmaschine oder als ob sie rannten.

Während Helen fortfuhr, den Arm langsam nach hinten zu stoßen, hörte ihr Körper auf zu beben, und sie hatte das Gefühl, dass ihre Beine kräftiger wurden. Sie sagte, sie fühlten sich an, »als wollten sie sich bewegen«. Sie berichtete, sie verspüre einen starken Drang nach vorn. Plötzlich kam ihr ein blitzartiges Bild – eine Straßenlaterne und das Paar, das ihr geholfen hatte. »Ich konnte wegrennen ... ich konnte wegrennen ...«, sagte sie leise weinend. Jetzt erinnerte sie sich, wie sie sich an den Oberkörper des Mannes gedrückt hatte, der hinter ihr stand und ihr ein Messer an die Kehle hielt. Sie fuhr fort: »Ich habe das gemacht, damit er denkt, er hat mich ... Und dann wusste mein Körper, was zu tun war, und tat es ... Deshalb konnte ich fliehen.«

Jetzt fand die Geschichte, die ihr Körper erzählt hatte, auch Worte: Helen war vor anderthalb Jahren Opfer eines Vergewaltigungsversuchs geworden. Auf dem Nachhauseweg von einer Freundin, die in einem anderen Stadtteil wohnte, hatte ein Fremder sie in eine Gasse gezogen und gedroht, sie umzubringen, wenn sie nicht mitmache. Irgendwie konnte sie sich losreißen und zu einer beleuchteten Straßenecke rennen, wo zwei Passanten die Polizei riefen. Die Polizei verhörte Helen höflich, und dann brachte eine Freundin sie nach Hause. Erstaunlicherweise konnte sie sich nicht erinnern, wie es ihr gelungen war zu fliehen, aber sie weinte vor Dankbarkeit darüber, dass ihr weiter nichts passiert war. Anschließend schien ihr Leben wieder in normalen Bahnen zu verlaufen, doch wenn sie gestresst war oder in Konflikte geriet, reagierte ihr Körper immer noch wie in der

Situation, als der Mann ihr das Messer an die Kehle setzte. Ihr Körper trug die Last dieses Erlebnisses in Form von chronischen Schmerzen.

Helen stellte fest, dass sie auf Alltagsstress hilflos und passiv reagierte oder schnell in Wut geriet. Dabei war ihr nicht klar, dass sie damit die kurze, vorgetäuschte Nachgiebigkeit wiederholte, die ihr wahrscheinlich das Leben gerettet hatte. Ihr »Nachgeben« vermochte den Angreifer zu täuschen, und in diesem kurzen günstigen Augenblick konnte die instinktive Energie des wilden Tieres in Helen Oberhand gewinnen und ihre Beine und Arme zu einer erfolgreichen Flucht antreiben. Das alles geschah jedoch so schnell, dass sie keine Chance hatte, die Erfahrung zu verarbeiten. Auf einer primitiven körperlichen Ebene »wusste« sie immer noch nicht, dass sie entkommen war, und identifizierte sich weiter mit der »Nachgiebigkeit« statt mit ihrer erfolgreichen Zwei-Phasen-Strategie, die ihr tatsächlich das Leben gerettet hatte. Körperlich und emotional reagierte sie, als ob sich ein Teil von ihr immer noch in der Gewalt ihres Angreifers befand.

Nachdem sie das mit dem Vergewaltigungsversuch verbundene Handeln verarbeitet und zum Abschluss gebracht hatte, berichtete Helen, sie fühle sich jetzt insgesamt fähig und stark. Sie war wieder »sie selbst, ja sogar noch stärker wieder die Alte«, statt in der Nachgiebigkeit und dem Selbsthass hängen zu bleiben. Dieses neue Selbst beruhte darauf, dass Helen die motorische Reaktion, ihrem Angreifer den Ellenbogen in den Leib zu stoßen, *körperlich fühlen* und anschließend die enorme Kraft in ihren Beinen *spüren* konnte, die sie gerettet hatten.

Helen erkannte, dass die schmerzhaften Verspannungen in ihrem Nacken, ihren Schultern und Beinen die Energie waren, die sie brauchte, um sich zu schützen. Energie, die blockiert war. Mit ihren Worten: »Sie löste sich wie warme Wellen von kribbelnden Vibrationen.« Sie hatte einen wichtigen Schritt gemacht, um sich aus dem Zugriff chronischer Schmerzen zu befreien. In den folgenden Wochen nahmen ihre Symptome ab, und auch wenn sie immer wieder einmal aufflackerten, verschwanden sie allmählich. Helen hatte eine milde Form von Fibromyalgie und das Trauma aus ihrer frühen Kindheit war relativ geringfügig. Hier möchten wir darauf hinweisen, dass Veränderungen bei Fibromyalgie in den meisten Fällen nur langsam und allmählich passieren.

Wie viele unserer üblichen Verhaltensweisen und Gefühle spielen sich außerhalb unserer bewussten Wahrnehmung ab, oder wir *akzeptieren* sie als Teil unserer Persönlichkeit, obwohl sie das gar nicht sind? Stattdessen sind diese Verhaltensweisen oft Reaktionen auf lange vergessene (oder rationalisierte) Ereignisse, die unser Denken nicht mehr, unser Körper hingegen sehr genau erinnert. Sigmund Freud sagte einmal: »Der Geist hat vergessen, aber der Körper Gott sei Dank nicht.« Wir können Freud dankbar sein für die berechtigte Mutmaßung, dass sowohl die Prägungen durch schreckliche Erlebnisse als auch das Gegenmittel – in Form von Resilienz und der Fähigkeit, neue Erfahrungen zu gestalten, die zu Transformation führen – in unserem lebendigen, fühlenden Körper existieren.

Die Arbeit mit Ärger und anderen Emotionen, die chronischen Schmerzen und Fibromyalgie zugrunde liegen

Bei Helen begannen sich Auswirkungen unserer Arbeit zu zeigen, als sie ihren Ärger in einem *geschützten* Raum fühlen und loslassen und spüren konnte, dass sie imstande war, sich selbst zu schützen. Hier einige Anregungen, wie Sie dieses Vorgehen selbst ausprobieren können:

Setzen Sie sich bequem hin und drücken Sie langsam Ihre Beine nach unten Richtung Boden. Dazu müssen Sie beide Füße auf den Boden stellen und dafür sorgen, dass der restliche Körper gestützt wird – ob im Sitzen oder Liegen.

Beim Einatmen spüren Sie, wie die Energie durch die Mitte Ihres Körpers nach oben steigt, und beim Ausatmen drücken Sie sie durch die Füße behutsam nach unten. (Siehe dazu die Übung »Erdung« in Kapitel 3.) Experimentieren Sie ein paar Atemzüge damit. Wenn Ihnen diese Übung nicht hilft, sich besser geerdet zu fühlen, wechseln Sie die Richtung (Sie drücken beim Einatmen Beine und Füße nach unten und lassen beim Ausatmen los). Achten Sie darauf, was Sie dabei spüren.

Spüren Sie den Ärger, der Ihnen möglicherweise bewusst wird und der mit der Fibromyalgie oder anderen Schmerzzuständen zusammenhängen kann. Stellen Sie sich vor, welche Bewegungen Ihr Körper machen möchte, um diese Frustration, diesen Ärger oder diese Reizbarkeit zum Ausdruck zu bringen. Vielleicht möchten Sie um sich stoßen, oder Sie verspüren den Impuls, mit den Armen zuzuschlagen oder etwas wegzuschieben.

Lassen Sie diese Bewegung jetzt ganz, ganz langsam zu, um alle damit verbundenen subtilen Empfindungen integrieren zu können. Lassen Sie zum Beispiel die Hände ganz langsam nach vorne stoßen und spüren Sie dabei jede kleine Bewegung; oder lassen Sie Ihre Hände andere langsame Bewegungen machen, wie sanfte Karateschläge in ein Kissen. Sie können den Widerstand verstärken, indem Sie ein dickes, weiches Kissen vor die Wand stellen (oder noch besser, einen Freund oder eine Freundin bitten, das Kissen zu halten), in das Sie langsam hineinschlagen.

Es ist wichtig, diese gesunden aggressiven Gesten ganz *allmählich* zu vollziehen und dadurch die blockierte Lebensenergie, die in Ihren Muskeln und Ihrem Nervensystem gebunden ist, zu lösen. Der Schlüssel ist zu *fühlen*, wie Sie die Bewegung vollständig durchführen und diese *steuern*. Es reicht nicht, kopflos oder mechanisch auf ein Kissen einzuprügeln. Sie müssen *fühlen*, wie es ist, sich auf das Zuschlagen vorzubereiten, Ihre Wirbelsäule auf den Schlag auszurichten und sich mit der Absicht, das Hindernis zu zerstören, vorzubeugen – und dann zu *fühlen*, wie Ihre Hand erfolgreich das Kissen durchschlägt.

Lassen Sie sich Zeit, um innezuhalten und zu integrieren, was Sie dabei erleben. Fühlt Ihr Körper sich anders an? Wenn Sie jetzt an den Auslöser Ihres Ärgers denken, sieht Ihre Reaktion dann anders aus? Vielleicht möchten Sie Ihre Erfahrungen in Ihrem Schmerztagebuch festhalten, um darauf zurückkommen zu können, wenn Sie wieder einmal spüren, wie etwas bei Ihnen Ärger auslöst.

Migräne

Migräne beruht auf einer grundlegenden Störung des autonomen Nervensystems. Wir wissen, dass der ursprüngliche Auslöser offensichtlich eine Verengung der Blutgefäße im Kopf ist, gefolgt von einer abrupten Erweiterung dieser Gefäße. Diese abrupte Dehnung verursacht die Schmerzen.

Um einen Migräneanfall zu lindern, ist es wichtig, sich dem zuzuwenden, was *davor* passiert, das heißt den Signalen, die auftreten, unmittelbar bevor Sie das Einsetzen der Schmerzen realisieren. Hier spricht man manchmal von der »Prodromalphase« von Migräne. Oft berichten Menschen mit Migräne von flimmerndem Licht, einer Aura, einem bestimmten Gefühl oder einer Empfindung, einem Geschmack oder sogar Geruch, bevor die Migräne mit voller Wucht einsetzt. Wenn sie lernen wahrzunehmen, was unmittelbar vor Auftreten der ersten Symptome passiert, stellen sie in der Regel fest, dass es nicht zu dem Anfall kommt oder dieser zumindest milder verläuft. Wir haben herausgefunden, dass bei den meisten Menschen, die achtsames Gewahrsein praktizieren und gelernt haben, Empfindungen zu verfolgen, die Häufigkeit und Schwere von Migränesymptomen erheblich abnimmt. Diese Arbeit muss zeitlich sorgfältig abgestimmt werden, weil Symptome wie Migräne mit viel blockierter Energie verbunden sind, die wir ganz allmählich loslassen müssen.

Donna: Vom Regen in die Traufe

Donna hatte in den letzten zehn Jahren immer wieder einmal mit Migräne zu kämpfen. Ihr einziges Kind, Sam, hatte kürzlich seinen Abschluss am College gemacht und war ausgezogen. Sie und ihr Mann lebten jetzt ohne den Sohn, und es gab häufig Spannungen zwischen ihnen. Alte Konflikte tauchten zwischen ihnen in heftigerer Form wieder auf, da ihr Sohn Sam nicht mehr als Puffer zwischen ihnen vorhanden war.

In den letzten zwei Jahren war Donnas Migräne schlimmer geworden, da sie jetzt auf die Menopause zusteuerte. Sie hatte mehrere Medikamente ausprobiert, ohne nennenswerte Wirkung, und auch Akupunktur brachte nur vorübergehend Erleichterung. Zu der Zeit, als sie eine Behandlung anfing, fiel sie bei der Arbeit durchschnittlich einen halben Tag pro Woche aus, weil sie an unkontrollierbaren Schmerzen litt. Sie machte sich allmählich Sorgen, ihren Job zu verlieren, was sowohl ihre innere Unruhe schürte als auch zu noch häufigeren Migräneanfällen führte.

Es zeigte sich, dass es in Donnas Vergangenheit mehrere traumatische Ereignisse mit Männern gab, angefangen mit ihrem Vater, der zahlreiche Affären hatte und spielsüchtig gewesen war. Diese Umstände hatten die Familie in den finanziellen Ruin getrieben. Donna berichtete auch von einem Vergewaltigungsversuch durch ihren Freund an der Highschool und dass sie sich auch von ihrem Mann betrogen fühle, weil der zu Beginn ihrer Ehe einige Flirts gehabt habe. Die Paarberatung, die sie damals gemacht hatten, hatte langfristig wenig bewirkt.

Obwohl Donna sehr motiviert und eifrig darauf bedacht war, etwas gegen ihre Kopfschmerzen zu unternehmen, fiel es ihr sehr schwer, mit ihren Körperempfindungen in Kontakt zu kommen. Tatsächlich war der Körper für sie als Schmerzquelle der Feind, außerdem litt sie (aufgrund der Medikamente und der Hormonumstellung) an Übergewicht. »Ich will meinen Körper nicht kennenlernen«, sagte sie. »Ich entnehme dem, was Sie mir sagen, dass ich meine Migräne nicht loswerde, ohne zu fühlen, was da passiert. Aber ich empfinde in Bezug auf meinen Körper nur Ekel.« Nachdem ich sie mit der Achtsamkeitspraxis bekannt gemacht hatte, wurde Donna jedoch etwas hoffnungsvoller. »Ich habe davon schon gehört und würde das gern ausprobieren.«

Ihre ersten Versuche mit der Achtsamkeitspraxis wurden oft durchkreuzt von Selbstverurteilungen und exzessivem negativem Denken. Sie nahm mehrere Sitzungen in Achtsamkeit und wandte dabei ähnliche Werkzeuge an wie die, die wir Ihnen in der nächsten Übung vorstellen werden. Schließlich konnte Donna ihre Schmerzen um ein, zwei Punkte auf der Skala mildern, indem sie sich rechtzeitig hinlegte und gleichmäßig und harmonisch atmete. Aufgrund dieser ersten Erfolge war sie jetzt auch imstande, die Empfindungen zu verfolgen, die den Schmerzen offensichtlich zugrunde lagen. Und schließlich konnte sie ihr zwanghaftes Denken dafür nutzen, alle Empfindungen, die auftauchten, zu benennen und aufzuschreiben. Mithilfe dieser selbst entwickelten Übung konnte sie bei Migräne auch so weit in Kontakt mit ihrem Körper kommen, dass sie die Anfälle einigermaßen überstand – was ihr jedes Mal etwas leichter fiel.

Schließlich fand sie heraus, wie bei ihr die allerersten Anzeichen eines Anfalls aussahen: ein Pochen in den Schläfen, gefolgt von einem Druck auf der Stirn. Sie nahm diese Warnsignale zum Anlass, zu Hause oder bei der Arbeit langsamer zu machen, wozu auch gehörte, dass sie ihren Mann bat, die Mahlzeiten zuzubereiten, damit sie sich ausruhen konnte.

Vielleicht möchten Sie Donnas Vorgehen auch einmal ausprobieren. Wie Donna können auch Sie sich, sobald Sie die Vorboten eines Schmerzanfalls wahrnehmen, daran erinnern, dass dies Anzeichen für einen nahenden Migräneanfall oder andere Schmerzsymptome sind. Dann können Sie Familienmitglieder bitten, die Mahlzeiten vorzubereiten oder andere Hausarbeiten zu erledigen, damit Sie sich eine Stunde hinlegen und die Werkzeuge anwenden können, mit denen Sie die Schmerzen lindern. Treten die Symptome im Job auf, können Sie zu leichteren Tätigkeiten übergehen oder einen Kollegen oder eine Kollegin um Hilfe bitten.

Mithilfe dieser Strategien nahmen Donnas Kopfschmerzen allmählich an Heftigkeit und Häufigkeit ab. »Ich habe immer noch Migräne«, berichtete sie bei unserer letzten Sitzung, »aber ich weiß jetzt, dass ich mich zum richtigen Zeitpunkt ausruhen und die Schmerzen lindern kann. Ich bin jetzt – anders als früher – innerlich ruhiger.«

ÜBUNG 15
Achtsamkeitsbasierte Schmerzlinderung

Diese Übung kann bei jeder Art Schmerz hilfreich sein. Wenn Sie sie ausprobieren möchten, nehmen Sie als Erstes eine bequeme Position ein, in der Ihr Körper sich gestützt fühlt.

Beginnen Sie mit einer der Übungen, die Sie im Rahmen dieses Programms für Schmerzfreiheit bereits kennengelernt haben und die Ihnen hilft, sich auf sichere und angenehme Weise mit Ihrem Körper zu verbinden. So können Sie zum Beispiel die Übung »Einfach atmen« machen oder die Übung »Einen Ort der Sicherheit und Ruhe im Körper finden«.

Wenn Sie dann bereit sind, diese Übung hier auszuprobieren, stellen Sie sich als Erstes vor, Sie könnten sich dem nächsten neuen Augenblick mit einem »Anfängergeist« nähern wie beim allerersten Mal. Achten Sie darauf, was dieser neue Augenblick alles enthält.

Schauen Sie sich Ihre Gedanken, Gefühle, Empfindungen, inneren Bilder, Bewegungen im Körper, Ihre Haltung und Gesten an. Beschreiben Sie diese laut. Zum Beispiel: »Jetzt verspüre ich einen Druck in den Schläfen, und mir fällt auf, dass es vor meinen Augen flimmert wie immer vor einem Migräneanfall.« Oder bei anderen Schmerzen: »Jetzt gerade spüre ich ein Brennen in meinem linken Bein, mein Bauch zieht sich zusammen, und ich fühle mich ganz entmutigt. Ich glaube nicht, dass ich diese Schmerzen jemals loswerde.«

Wenn im Fluss Ihres Gewahrseins eine natürliche Pause eintritt, nehmen Sie einen tiefen Atemzug und halten Sie den Atem an. Erlauben Sie sich jetzt, freundlich zu akzeptieren, dass Sie einen Druck in den Schläfen spüren oder es

Ihnen vor den Augen flimmert (oder Ihr linkes Bein brennt, Ihr Bauch sich zusammenzieht oder Sie sich entmutigt fühlen, weil Sie glauben, das nicht durchzustehen). Akzeptieren Sie den Gedanken, und akzeptieren Sie den Schmerz. Halten Sie alles, was Sie benannt haben, zusammen mit Ihrem Atem in Ihrem Gewahrsein ... und wenn Sie bereit sind ... atmen Sie aus und lassen dabei alles los.

Dann, mit dem nächsten Atemzug, wenden Sie sich dem nächsten Augenblick zu wie zum allerersten Mal. Erforschen Sie diesen neuen Moment, und benennen Sie für sich, was Sie an diesem Punkt wahrnehmen. Zum Beispiel: »Ich spüre diesen Druck in den Schläfen immer noch, und es flimmert mir auch weiter vor den Augen, nur hat der Druck jetzt etwas abgenommen, und ich spüre im Hinterkopf ein Pochen.« Oder: »Ich spüre immer noch ein Brennen in meinem linken Bein, es ist jetzt nur hinunter in den Unterschenkel gewandert.« Und so weiter.

Wenn Sie spüren, dass eine Pause eintritt, atmen Sie tief ein und halten den Atem an, während Sie freundlich akzeptieren, was Sie gerade erleben. Benennen Sie laut, was Sie spüren und fühlen. So ist zum Beispiel der Druck vielleicht etwas schwächer geworden und das Pochen langsamer. Oder das Brennen im linken Bein ist nach unten gewandert, während sich Ihr Bauch immer noch zusammenzieht. Halten Sie den Atem zusammen mit allen Gedanken und Gefühlen an, und wenn Sie bereit sind, lassen Sie dann alles mit dem Ausatmen los.

Wiederholen Sie diesen Prozess, indem Sie akzeptieren, was Sie erleben, und benennen, was Sie wahrnehmen; dann Ihren Atem anhalten und alles, was Sie erleben, mit dem Ausatmen loslassen. Nun wenden Sie sich beim nächsten Einatmen wieder Ihrem Körper zu.

Fahren Sie auf diese Weise mit der achtsamen Erforschung neuer Momente fort, bis Sie das Gefühl haben, zum Abschluss gekommen zu sein. Achten Sie auch hier wieder darauf, ob Sie mit der Zeit Fortschritte machen. Was ist passiert, seitdem Sie diese Achtsamkeitsübung regelmäßig machen? Hat sich an Ihrem Schmerzempfinden etwas geändert? Haben Sie vielleicht mehr Energie, oder fühlen Sie sich lebendiger? Fällt Ihnen vielleicht auf, dass die Übergänge zwischen körperlicher Anspannung und Entspannung fließender geworden sind?

✍ Wir möchten Sie ermutigen, über diese Erfahrungen wieder in Ihrem Schmerztagebuch zu berichten.

Es gibt viele verschiedene Achtsamkeitsübungen, die Ihnen helfen können, Ihre Wahrnehmung von Körperempfindungen zu vertiefen. Wenn Sie urteilsfreie Gedanken und sensorisches Gewahrsein (Körpergewahrsein) miteinander verbinden und mithilfe Ihres Atems bestimmte Kanäle in Ihrem Körper öffnen, kann Ihnen das helfen, Ihre Beschwerden umzuwandeln in einen dynamischen Fluss der Selbsterforschung.

Interstitielle Zystitis

Die interstitielle Zystitis, eine chronische Blasenentzündung, die manchmal auch »schmerzhaftes Blasensyndrom« genannt wird, ist eine Störung, die im typischen Fall mit Schmerzen beim Urinieren oder häufigem Harndrang (manchmal bis zu alle zehn Minuten) einhergeht. Der Drang und/oder Druck erstreckt sich auch auf die Blase und manchmal ins ganze Becken. Dieses Syndrom kommt bei Frauen häufiger vor als bei Männern. Bei Männern tritt es eher in milderer Form auf und ist mit Schmerzen oder Schwierigkeiten beim Urinieren in öffentlichen Toiletten verbunden. Bei Männern und Frauen verstärken sich die Beschwerden durch Stress.[34] Eine Untersuchung der Harvard University kommt zu dem Schluss, dass »die interstitielle Zystitis für die Lebensqualität eine schwere Behinderung darstellt«.[35] Dieses Syndrom ist heute offiziell als Störung anerkannt.

Die Ursachen für diese Beschwerden scheinen komplex zu sein und sind weitgehend unbekannt. Wir glauben jedoch, dass sie auf einer Störung der glatten Muskulatur im Blasen- und Harntrakt beruhen, die mit dem sympathischen Nervensystem (Angriff/Flucht) verbunden ist. Bei einem Kindheitstrauma wächst das Risiko für die Entwicklung dieser Störung um das Sechsfache – eine ähnliche Korrelation wie bei Fibromyalgie, chronischer Erschöpfung und Reizdarm. Fast 70 Prozent der Betroffenen sind körperlich und/oder emotional missbraucht worden, im Vergleich zu 15 Prozent der nicht traumatisierten Personen.[36] Und dabei sind andere Traumen, wie die bei medizinischen Eingriffen und Unfällen erlittenen, noch gar nicht berücksichtigt. Das alles weist deutlich darauf hin, dass sowohl eine Reizblase als auch Fibromyalgie mit einem Trauma zusammenhängen.

Die Atemübungen und das Pendeln, die Sie für andere Schmerzzustände bereits gemacht haben, können auch bei dieser Störung Anwendung finden. Zusätzlich schlagen wir Ihnen vor, mit dem Sitzen auf einem Gymnastikball zu experimentieren, wobei die Füße schulterbreit auseinanderstehen und Kontakt mit dem Boden haben, damit Sie mühelos das Gleichgewicht halten können. Nehmen Sie dann beim Einatmen wahr, wie Ihr Beckenboden in Berührung mit dem Ball ist und dieser ihn unterstützt. Beim Ausatmen lassen Sie Ihren Beckenboden einfach in den Ball sinken. Diese Übung ist auch sehr hilfreich bei prämenstruellen Beschwerden und anderen Schmerzen im Beckenbereich.

Komplexes regionales Schmerzsyndrom

Einer der schwierigsten Schmerzzustände ist die sympathische Reflexdystrophie (SRD), die inzwischen meistens als komplexes regionales Schmerzsyndrom (CRPS, von englisch »Chronic/Complex regional pain syndrome«) bezeichnet wird. Dieses Syndrom gehört ebenfalls zu den Schmerzzuständen, die auf Regulierungsstörungen im autonomen Nervensystem zurückgehen. Manchmal äußert sich der Schmerz in einem Körperteil als Empfindung von Eiseskälte, während ein anderer Körperteil sich brennend heiß anfühlt. Diese Temperaturen sind sowohl auf der Körperoberfläche als auch im Körperinneren spürbar. Diese Art Schmerz bezeichnet man im Englischen als »exquisite« Schmerzen, wobei das Wort »exquisite« hier im negativen Sinn von »außerordentlich« gebraucht wird.

Ein Ansatz, der sich bei diesen Schmerzsyndromen als äußerst wirkungsvoll erwiesen hat, besteht in ganz leichten Berührungen der betroffenen Gliedmaßen, Gelenke oder Körperbereiche. Therapeutinnen und Therapeuten, die mit Somatic Experiencing arbeiten, haben diese Methode entwickelt. In diesem Fall sollen die Berührungen die betroffene Person darin unterstützen, unter dem Schmerz angesiedelte, nicht schmerzhafte Empfindungen zu erleben und diese kontinuierlich zu erforschen.

Ein Beispiel für diesen Ansatz ist die Arbeit mit Michael,

einem 92-Jährigen mit der Diagnose Neuropathie, die oft zu den Symptomen von CRPS gehört. Er hatte die klassischen Symptome in seinen Gliedmaßen – ein Brennen in Armen, Händen, Beinen und Füßen. Als er angeleitet wurde, seine Empfindungen einfach zu verfolgen, erinnerte er sich zu seiner großen Überraschung an zwei Vorfälle. Michael war als Marinesoldat im Zweiten Weltkrieg unter Beschuss geraten und hatte außerdem später einen tödlichen Tornado überlebt, der sein Haus zu zerstören drohte. Er hatte über diese Erlebnisse nie mit jemandem gesprochen. Es fiel ihm schwer, in den Schmerz hineinzuspüren. Meistens berichtete er, er fühle »gar nichts« oder »immer das Gleiche«. Als ihm die Empfindungen im Zusammenhang mit diesen beiden traumatischen Erlebnissen bewusst wurden und er sie durch langsame, behutsame Berührungen der entsprechenden Körperstellen mit den Händen verstärkte, nahm er jedoch wahr, wie sich sein Schmerzlevel auf der 10er-Skala von 8 auf ein Niveau zwischen 2 und 3 senkte.

Aus typisch ärztlicher Sicht können Neuropathie und andere chronische regionale Schmerzsyndrome medizinisch nicht wirklich geheilt werden. Viele Mediziner reagieren auf das komplexe regionale Schmerzsyndrom ziemlich frustriert und manchmal sogar verärgert: »Moment mal, was soll das denn? Letzte Woche hatten Sie noch Schmerzen im linken Knie, und jetzt sagen Sie, dass Ihre rechte Hüfte schmerzt?« Der Wechsel der Schmerzen zwischen verschiedenen Körperbereichen, als wandernde Schmerzen bekannt, kann Ausdruck einer Fehlregulierung im autonomen Nervensystem sein. Unsere Einstellung dazu ist, dass diese Art Schmerzen, selbst wenn sie durch strukturelle Veränderungen im Gewebe bedingt sind, erheblich gemildert werden können, wenn der Patient zu einer besseren Selbstregulierung gelangt.

Es ist wichtig, diese Schmerzen wirklich ernst zu nehmen und nicht davon auszugehen, dass sie auf reiner Einbildung beruhen. Unser Wissen kann innere Kräfte freisetzen, vor allem, wenn Sie verstanden haben, dass die wandernden Schmerzen eine Ursache haben und nicht auftreten, weil mit Ihnen etwas nicht stimmt, sondern weil eine hartnäckige Fehlregulation vorliegt. Sie müssen sich bestimmte Fähigkeiten aneignen, um mit diesen schwer fassbaren Schmerzen zu arbeiten und durch die auf diesem Weg gewonnene Regulation Erleichterung zu finden.

Mit dem komplexen regionalen Schmerzsyndrom arbeiten

Ein effektiver Weg, mit dem komplexen regionalen Schmerzsyndrom und anderen Arten von wandernden Schmerzen zu arbeiten, besteht darin, dass Sie lernen, die verschiedenen Empfindungen und Regionen im Körper, die mit den Schmerzen zusammenhängen, miteinander zu verbinden. Die folgende Übung eignet sich sowohl beim komplexen regionalen Schmerzsyndrom als auch bei anderen Arten von Schmerzen, die in wechselnden Körperbereichen auftreten.

Nehmen Sie sich ein paar Momente Zeit, um die verschiedenen Körperregionen, in denen Sie Beschwerden haben, zu erforschen. Dabei ist es hilfreich, wenn Sie diese Bereiche behutsam mit den Händen berühren, wie wir es auch Michael beibrachten. Legen Sie Ihre Hände nacheinander auf die einzelnen Körperteile und stellen Sie sich vor, sanft hineinzuatmen. Achten Sie darauf, ob und wie sich die Empfindungen verändern.

Gehen Sie dann zu der Form von Pendeln über, die Sie bereits kennengelernt haben (siehe Kapitel »Pendeln und die Rhythmen von Schmerzen« in Kapitel 4), um die schmerzenden Regionen miteinander zu verbinden. Wenn Sie zum Beispiel Schmerzen im Fuß, im Ischiasnerv und im unteren Rücken haben, nehmen Sie sich Zeit, nacheinander in alle Bereiche hineinzuatmen. Wandern Sie von einer Stelle zur nächsten, indem Sie Ihre Aufmerksamkeit darauf richten. So könnten Sie zum Beispiel als Erstes eine Brücke schlagen von Ihrem Fuß zum Ischias, darauf achten, was dabei passiert, ein paarmal zwischen beiden Bereichen hin- und herwandern und wahrnehmen, was sich verändert. Als Nächstes könnten Sie vom Ischias zum unteren Rücken eine Brücke schlagen und zwischen diesen beiden Regionen mehrmals hin- und herwechseln.

Schließlich nehmen Sie als Unterstützung den Atem hinzu. Atmen Sie ein, wenn Sie sich mit einer Körperregion verbinden, und atmen Sie aus, wenn Sie sich mit der zweiten verbinden. (Oder umgekehrt: Atmen Sie ein, wenn Sie sich mit der zweiten verbinden, und aus, wenn Sie sich mit der ersten verbinden.) Was fällt Ihnen auf, wenn Sie auf diese Weise zwischen den verschiedenen Regionen hin- und herwechseln?

Falls nötig, können Sie auch eine Körperregion hinzunehmen, die sich relativ angenehm oder neutral anfühlt, und zu dieser eine Brücke schlagen. Macht das einen Unterschied?

Vielleicht möchten Sie sich ein wenig Zeit nehmen, um Ihre Erfahrungen mit dieser kleinen Übung in Ihrem Schmerztagebuch festzuhalten.

Chronische Depressionen

Chronische Depressionen sind emotionale Schmerzen, die oft mit Trennungen, Verlusten, Verlassenwerden und unsicheren Bindungen zusammenhängen. Depressionen können auch als Nebenwirkung von chronischen Schmerzen entstehen, weil die ständigen hartnäckigen Beschwerden uns zermürben. Da viele Schmerzzustände mit Depressionen einhergehen, werden in die Schmerzbehandlung oft Antidepressiva einbezogen.

Die größte Herausforderung bei der Behandlung von Depressionen ist, die Reaktion der Erstarrung oder Immobilität so zu lösen, dass Sie körperlich und in Ihrem Leben überhaupt aktiv werden. Ein 15- bis 20-minütiger mehrmaliger Spaziergang täglich kann hier schon sehr viel bewirken. Hilfreich ist zu verstehen, dass Depressionen, vor allem auf dem Hintergrund des engen Zusammenhangs mit der Erstarrungsreaktion, eine Art »letzte Zuflucht« sein können und der oder die Betroffene sich verschließt, um sich auf diesem Weg selbst zu schützen. Auch wenn sich nicht genauer sagen lässt, ob eine Depression im Einzelfall auf ungelöste Immobilität zurückgeht, gibt es einige Anzeichen, die dafür sprechen, wie niedriger Blutdruck und eine verlangsamte Herzfrequenz sowie Schwitzen bei Stress. Weitere Symptome können Schwindel und Benommenheit sein.

Als bei der Behandlung von Depressionen auf einer breiten Basis SSRI (selektive Serotonin-Wiederaufnahmehemmer) wie Fluctin ins Spiel kamen, gingen die Experten davon aus, dass Depressionen auf einen Serotoninmangel zurückgehen. Auch wenn das sicher nicht ganz falsch ist, ist interessant, dass ein kurzer, schneller Gang um den Block den Serotoninspiegel ebenso wirkungsvoll heben kann wie Medikamente. Spaziergehen kostet nichts und hat auch keine lästigen Nebenwirkungen.

Sie können körperlich aktiver werden, indem Sie beschließen, sanfte Dehnübungen zu machen, einfache Yogahaltungen zu praktizieren oder spazieren zu gehen, wenn Sie sich eigentlich lieber ins Bett legen würden. Noch effektiver sind soziale Aktivitäten, wie mit einem Kind spielen, mit einer Freundin einen aufmunternden Film anschauen oder mit einem Partner zusammen nach Ihrer Lieblingsmusik tanzen. Wichtig ist, immer dann aktiv zu werden, wenn Ihnen am wenigsten danach zumute ist.

Aktiv werden, um den Serotoninspiegel zu heben, ist jedoch nur ein Teil der Lösung. Menschen, die mithilfe von Bewegung (oder Antidepressiva) ihre Neurotransmitter regulieren, werden dadurch vielleicht weniger depressiv, bekommen aber manchmal mehr Ängste. Dann stellt sich die Frage, wie sie wirkungsvoll mit auftauchenden Ängsten umgehen können, ohne in die Depression zurückzufallen.

Mit Depressionen und auftauchenden Ängsten arbeiten

Es ist wichtig, einfache, wirkungsvolle Methoden der Selbstberuhigung zu entwickeln, um durch Ihre Körpererfahrung Zugang zu einem Gefühl von Sicherheit, Stärke und Unterstützung zu finden, das Ihnen ermöglicht, auf einer sicheren Basis aktiv zu handeln.

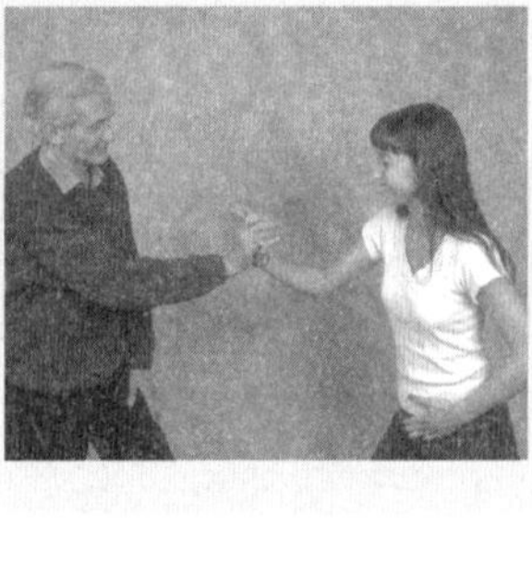

Wenn Sie einen Freund oder Partner haben, der bereit ist, Ihnen zu helfen, können Sie diese Person bitten, sich vor Sie hinzustellen, ein Bein vor dem anderen für einen sicheren Stand, und Ihnen eine oder

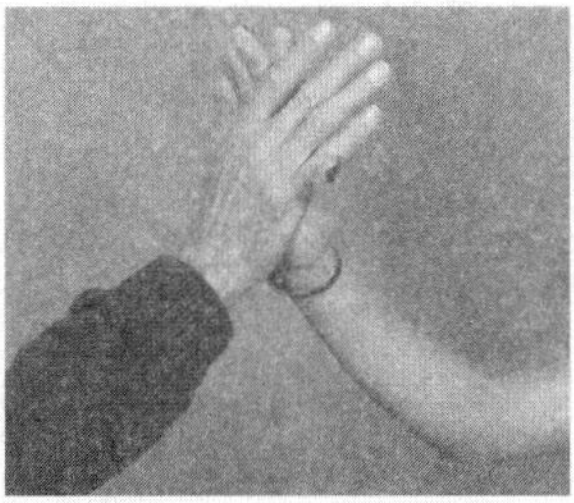

beide Hände hinzuhalten, damit Sie mit Ihrer Hand (oder beiden Händen) dagegendrücken können. Wenn Sie sich sicher genug fühlen, können Sie benennen, was Sie wegdrücken und was depressive Reaktionen bei Ihnen auslöst (zum Beispiel Schmerzen, Entmutigung, ein kritischer Chef oder ein mysteriöses neues Schmerzsymptom).[37]

Wenn Ihre Schmerzen zunehmen, hören Sie natürlich auf und legen eine Pause ein. Besprechen Sie hinterher mit Ihrem Partner, was Sie erlebt haben. Vielleicht möchten Sie über diese Übung auch etwas in Ihr Schmerztagebuch schreiben, speziell zu der Frage, was Sie hier über den Umgang mit Ihren Depressionen gelernt haben. ✍

Auch wenn Atemübungen bei Depressionen sehr hilfreich sein können, verstärken sich durch tiefe Atmung manchmal die Ängste, was einen Rückfall in die Depression oder Hilflosigkeit bewirken kann. Sollte das passieren, ruhen Sie sich einfach aus und machen dann, wenn Sie möchten, einen neuen Versuch. Oft ist nur eine kurze Ruhepause nötig, damit Ihr Nervensystem einen Schritt aus der Depression heraus tun kann. Zusätzlich zum kreisförmigen Atmen (siehe die gleichnamige Übung in Kapitel 2) können Sie auch lernen, einen sicheren Ort im Körper zu schaffen, indem Sie zunächst einmal herausfinden, welche Körperregion sich angenehmer anfühlt als der restliche Körper. Haben Sie diesen Ort erst einmal gefunden, atmen Sie sanft und behutsam in diese Region hinein, damit sich das Gefühl von Sicherheit oder Stärke und Wohlbefinden festigt. Mit etwas

Übung wird dieser sichere Ort im Körper zur Kontaktstelle für eine zuverlässige positive Verbindung.

Da Depressionen mit der Reaktion der Erstarrung zusammenhängen, können in dem Maße, wie diese »auftaut«, verschiedene Schichten von emotionalem Schmerz einschließlich Übererregung, Wut, Kummer oder Angst zum Vorschein kommen. In diesem Fall können Sie die entsprechenden Emotionen mithilfe des Atems regulieren, zum Beispiel, indem Sie mit dem Ton »Wuu« langsam ausatmen. Das bewirkt eine Titration oder natürliche Abschwächung der hochkommenden Emotionen, die sich überwältigend und unberechenbar anfühlen können. (Siehe die Wuu-Atemübung in Kapitel 3.)

Eine weitere Hilfe bei Übererregung und Ängsten, die hochkommen können, wenn sich die Erstarrung der Depression zu lösen beginnt, ist das in Kapitel 5 mit zwei Fotos beschriebene Zudrücken mit den Händen mit einem Partner, das ein guter Weg ist, um Ängste behutsam loszulassen.

Depressionen sind meistens auch mit Wut und Aggressionen verbunden. Untersuchungen und klinische Beobachtungen weisen darauf hin, dass manche Depressionen durch Wut ausgelöst werden, die der oder die Betreffende innerlich gegen sich selbst richtet. Es ist sehr wichtig zu wissen, wie wir mit Wut in einem geschützten Rahmen arbeiten können. Dabei sind innere Bilder eine große Hilfe, Wut auf sichere Weise allmählich zu verarbeiten. Im Folgenden geben wir ein nützliches Beispiel für die Arbeit mit inneren Bildern. Auch wenn es sich hier lediglich um Fantasien handelt, können diese anfangs sehr beunruhigend sein. Sollten Sie sich von dieser Übung im Augenblick überfordert fühlen, ignorieren Sie sie erst einmal.

Fragen Sie sich: »Wenn ich meine Wut in diesem Augenblick ausdrücken könnte, wie würde sie aussehen? Welche Farbe hätte sie? Was wollte sie tun? Gegen wen (oder was) würde sich mein Ärger richten?«

Manchmal fällt es uns leichter, uns vorzustellen oder zu fantasieren, wie wir unseren Ärger zum Ausdruck bringen können, wenn wir uns dieses Gefühl aus etwas Abstand anschauen. Würden Sie am liebsten kurz und klein schlagen, was Sie wütend macht? Würden Sie den »Feind« am liebsten mit einem Messer angreifen oder darauf herumtrampeln, bis er restlos zerstört ist? Was passiert in Ihrem Körper, wenn Sie mit diesen oder ähnlichen Bildern in Berührung kommen?

Wenn wir mit Aggressionen und zerstörerischen Impulsen auf diese Weise arbeiten, lernen wir, tabuisierte Emotionen zu akzeptieren. Dann begreifen wir allmählich, dass Wut zwar tatsächlich mit dem Impuls zu zerstören verbunden ist, aber auch ein *Gefühl* und ein *Bild* des Zerstörens ist. Das ist etwas anderes, als einen anderen Menschen oder sich selbst tatsächlich zu verletzen. Auch wenn diese Bilder also anfangs beängstigend sein mögen, können sie sich bei etwas kreativer Übung durchaus lebendig anfühlen.

Neben der Kanalisierung von Aggressionen und dem Umgang mit Ärger bestehen die wichtigsten Interventionen bei der Auflösung von Depressionen darin, dass Sie lernen, soziale Kontakte zu knüpfen und die Unterstützung anderer Menschen anzunehmen. Das reaktiviert Ihr ventrales Vagussystem[38] oder das »Soziale Kommunikationssystem« und eröffnet Ihnen zusätzliche Ressourcen, den depressiven, isolierenden Tendenzen entgegenzuwirken, die Sie in den Zustand von Erstarrung und Zusammenbruch zurückversetzen können. Die richtige Selbsthilfegruppe kann von unschätzbarem Wert dafür sein, Ihre sozialen Fähigkeiten zu vertiefen und weiterzuentwickeln. Ich leitete einmal eine Selbsthilfegruppe für Schmerzpatienten, und am Ende des Abends lachten wir alle ausgelassen über unseren

Galgenhumor. Lachen ist übrigens eine großartige Möglichkeit, Endorphine, unsere körpereigenen Schmerzmittel, freizusetzen.

Wenn Sie in chronischen Depressionen erstarrt sind, müssen Sie kleine Schritte unternehmen, um zu genesen. Vielleicht können Sie anfangen, indem Sie herausfinden, was Ihnen Freude bereitet (und sei es nur ein wenig) oder sich auf jeden Fall neutral anfühlt. Wenn Sie außerstande sind, diese kleinen Inseln des »Okay-Seins« zu finden, kann Ihnen vielleicht ein Therapeut helfen, kleine aktive Schritte zu unternehmen, die Ihnen neue Erfahrungen erschließen. Für manche Menschen sind auch Medikamente eine Hilfe, sich so weit zu mobilisieren, dass sie die hier vermittelten Werkzeuge für Schmerzfreiheit effektiv nutzen können.

Sind Sie bereit, wenigstens einmal morgens nach dem Aufstehen eine sanfte Musik aufzulegen und dazu ein paar langsame, leichte Bewegungen und Dehnübungen zu machen, statt sich wieder ins Bett zu legen? Einfach um herauszufinden, wie sich das anfühlt. Wir können nicht wissen, wie das für Sie ist, aber was haben Sie schon zu verlieren? Sicher ist, dass Ihr Leben ziemlich eingeschränkt bleiben wird, wenn Sie Ihren üblichen Mustern folgen.

Wichtig ist auch, sich daran zu erinnern, dass Depressionen mit großer Scham einhergehen können. Scham wiederum ist oft mit Hilflosigkeit und Zusammenbruch verbunden. Vielleicht schämen Sie sich, um die Hilfe und Unterstützung zu bitten, die Sie wirklich brauchen, oder diese anzunehmen und zuzulassen, dass andere Ihre Unvollkommenheiten und Ihre Hilflosigkeit sehen. Scham kann bewirken, dass Sie sich noch mehr zurückziehen und zusammenbrechen. Wenn Sie hingegen lernen, die mit Scham verbundenen Empfindungen zu benennen, zu spüren und zu regulieren, gehen Ihre Schmerzen und Ihre Depressionen zurück.

Achtsam mit chronischen Depressionen arbeiten

Eine der effektivsten Interventionen bei chronischen Depressionen ist Achtsamkeit. Dazu gehört zum Beispiel, dass wir lernen, das zu entwickeln, was die Psychologin und buddhistische Laienpriesterin Tara Brach als »radikale Selbstakzeptanz« bezeichnet.[39] Das ist tatsächlich eine radikale Praxis, denn Sie sind aufgerufen, sich genau dann, wenn Sie sich am wenigsten akzeptieren, bedingungslose und authentische Selbstakzeptanz entgegenzubringen, was im besten Falle bewirkt, dass Sie einen völlig konfliktfreien Augenblick der Selbstannahme und Selbstliebe erleben.

Hier eine Methode, in drei Schritten radikale Selbstakzeptanz zu entwickeln:

Zunächst einmal müssen Sie bereit sein, innezuhalten und wahrzunehmen, dass Sie sich selbst nicht akzeptieren ... und *Ihre fehlende Selbstakzeptanz* in diesem bestimmten Augenblick *akzeptieren*. Sie können das auf unterschiedliche Weise wahrnehmen: Vielleicht hören Sie eine innere Stimme sagen, Sie seien nicht gut genug. Oder Sie spüren, wie Sie sich von Ihrem körperlichen Erleben, wenn Sie dieses nicht akzeptieren oder fühlen wollen, abschneiden oder dissoziieren. Sie können aber auch einmal darauf achten, wann abwertende Äußerungen anderer Menschen, die Ihnen Anlass geben zu denken, Sie seien wertlos oder nicht liebenswert und so Ihre mangelnde Selbstakzeptanz verstärken, ungewollt Scham bei Ihnen auslösen. Diesen ersten Schritt nennt Brach die »heilige Pause«. Er ist oft am schwierigsten. Sie müssen bereit sein, wie Brach empfiehlt, eine Pause einzulegen und Ihre mangelnde Selbstakzeptanz einfach wahrzunehmen.

Der zweite Schritt besteht in der inneren Verpflichtung, sich in der Form selbst anzunehmen, wie es Ihnen in diesem Augenblick möglich ist. So können Sie von der inneren Haltung »Ich bin wertlos« übergehen zu: »Ich fühle mich bei der Arbeit oder im Zusammensein mit meinen Kindern als wertvoller Mensch.«

Und der dritte Schritt ist, die ersten beiden Schritte so lange zu wiederholen, wie es Ihnen weiterhilft. Natürlich ist diese Praxis, wie das Leben selbst, eine endlose Praxis. Vielleicht möchten Sie daraus eine regelmäßige kleine Übung machen und die Ergebnisse in Ihrem Schmerztagebuch festhalten. ✍

Die folgende Übung ist eine weitere Form der Praxis der Selbstakzeptanz.

Die Energie finden, depressive Zustände aufzulösen

Ein praktisches Beispiel dafür, wie wir uns innerlich selbst akzeptieren können, stammt aus der energetischen Psychologie. Mit dieser Methode klären wir sogenannte Umkehrungen und damit Störungen, die auf inneren Konflikten beruhen, bei denen die betroffene Person sich auf eine positive Veränderung zubewegt und zugleich davon abwendet.

Wir lösen solche psychoenergetischen Umkehrungen mithilfe von positiven Affirmationen und stimulieren, während wir diese laut aussprechen, bestimmte Energiepunkte an den Meridianen oder Energiebahnen des Körpers. Dazu suchen Sie Ihre sogenannten neurolymphatischen Punkte, indem Sie zunächst Ihr Schlüsselbein im Ausschnitt spüren, von dort zur Mittellinie des Körpers kommen und sich von hier auf der linken Körperseite (oder beiden Körperseiten) gut zwei Zentimeter nach unten Richtung Füße bewegen und weiter zehn bis 15 Zentimeter in Richtung Schulter. Wenn Sie dabei bei der Schulterbeuge landen, sind Sie zu weit gegangen. Reiben Sie den richtigen Punkt, löst das liebevolle Gefühle aus.[40] (Wenn diese Anweisungen verwirrend für Sie sind, schauen Sie sich bitte die Diagramme an, auf die in den Anmerkungen verwiesen wird, um sich diese Übung klarzumachen.)

Es geht bei dieser Methode darum, diese Punkte auf beiden Seiten des Brustkorbs (besonders aber auf der linken Körperseite) zu reiben, weil man davon ausgeht, dass das bestimmte Körpergifte und Stress auflöst. Während Sie diese Punkte auf Ihrem Brustkorb reiben, sprechen Sie einfache Affirmationen aus, wie: »Ich liebe und akzeptiere mich mit all meinen Problemen und Grenzen bedingungslos und vollständig.« Um eine klärende Wirkung zu erzielen, müssen Sie diesen oder ähnliche Sätze dreimal sagen.

Affirmationen sind deshalb wirkungsvoll, weil Sie damit Ihre positiven Absichten sich selbst gegenüber zum Ausdruck bringen, auch wenn Sie diese noch nicht in die Tat umsetzen oder glauben können. Sie können die oben formulierte Affirmation auch erweitern: »Ich liebe und akzeptiere mich bedingungslos und vollständig, auch wenn ich mir im Augenblick nicht vorstellen kann, frei von Depressionen zu sein.« Oder: »Ich liebe und akzeptiere mich bedingungslos und vollständig, auch wenn ich mich im Augenblick so, wie ich bin, hasse.« – Was immer im Augenblick für Sie stimmt. Es ist wichtig, die Hauptaffirmation in Worte zu fassen, um damit tatsächlich in Resonanz zu kommen, zum Beispiel: »Ich *will* mich bedingungslos und vollständig akzeptieren« oder »*Ich wünschte, ich könnte* mich bedingungslos und vollständig akzeptieren«.

Die Wissenschaft des Affirmierens

Wir können die Wirkungsweise von Affirmationen anhand der Forschungen auf dem Gebiet der Neuroplastizität verstehen, die uns zeigen, dass unsere früheren Erfahrungen unsere physische Realität gestaltet haben.

Mit anderen Worten: Unsere Symptome oder Probleme und damit unsere Schmerzen wie auch unsere Stärken beruhen sehr viel stärker auf Erfahrungen, als wir bislang glaubten. Die meisten von uns bejahen die Theorie, dass die DNA bestimmt, wer wir sind und wie wir uns in der Welt bewegen. Die Forschung auf dem Gebiet der Neuroplastizität hat diese Theorie auf den Kopf gestellt und vermittelt uns eine völlig neue Sicht der Wirkungsweise unserer Gedanken und Überzeugungen.

Wir wissen heute, dass Gedanken tatsächlich die Gehirnchemie verändern. Untersuchungen weisen darauf hin, dass die chemische Zusammensetzung des Körpers sich bei bestimmten Gedanken in 20 Sekunden verändern kann.[41] Wir können diese Veränderungen auf verschiedene und überraschende Weise messen, zum Beispiel, indem wir prüfen, welche Auswirkungen bestimmte Gedanken auf den Säure- oder Alkaligehalt des Körpers haben. Wenn wir uns auf einen negativen Gedanken oder eine hinderliche Überzeugung konzentrieren, sendet unser Nervensystem Botschaften an unsere Muskeln, die sich daraufhin zusammenziehen. Negative Gedanken beeinflussen auch unseren denkenden Geist, sodass wir nicht gut denken können, und verstärken manchmal Ängste. Die depressive Erstarrung kann nicht nur durch äußere Bedrohungen, sondern auch durch diese Negativität zunehmen. Wir müssen uns also diese innere Bedrohung in Form der eigenen negativen Gedanken oder Überzeugungen ebenfalls bewusst machen.

Die Zellen im Gehirn, die zusammen feuern, verdrahten sich

auch miteinander. Gedanken oder erfahrungsbedingte Verbindungen, die wir nicht häufig nutzen, werden gelöscht. Die Gehirnzellen, die miteinander verdrahtet sind, erzeugen ein neuronales Netzwerk. Durch Affirmationen können wir das positive Netzwerk eines »höheren Selbst« erzeugen, das automatisch aktiviert wird, sobald wir in unserem Alltagsleben negativen Auslösern begegnen. Auf diese Weise können Affirmationen bereits bei kurzer Anwendung unsere Selbstakzeptanz stärken. Bei regelmäßiger Anwendung sind die Ergebnisse noch besser, weil Sie durch wiederholte Nutzung spezielle Verdrahtungs- und Feuerungsmuster schaffen, durch die ein neues neuronales Netzwerk entsteht.[42]

Marti: Der achtsame Weg zum schmerzfreien Selbst

Marti hat schon so lange, wie sie denken kann, mit Depressionen zu kämpfen. Ihre Mutter kam unmittelbar nach Martis Geburt wegen schwerer postnataler Depressionen ins Krankenhaus, und in der Zeit versorgte die Großmutter das Kind. Nach Martis Gefühl lagen die Wurzeln für ihre eigenen Depressionen darin, dass sie die liebevolle Großmutter verlor und von den mütterlichen Ängsten überflutet wurde, als die Mutter mehrere Monate später nach Hause zurückkehrte. Marti konnte sich bruchstückhaft daran erinnern, dass ihre Mutter wie ihr Vater sie während ihrer ganzen Kindheit immer wieder körperlich misshandelte.

Als Erwachsene wurde Marti eine kompetente Anwältin für Menschenrechte, erkrankte jedoch mit Anfang 40 an Fibromyalgie, chronischer Erschöpfung, Migräne und schweren Depressionen. Auch wenn ihr Antidepressiva eine gewisse Hilfe waren, hatte Marti weiter mit diesen vierfachen Syndromen zu kämpfen und ließ sich schließlich für schwerbehindert erklären, da sie nicht mehr arbeiten konnte.

Als wir die Zusammenhänge zwischen ihren gesundheitlichen Schwierigkeiten untersuchten, beschlossen wir, mit Affirmationen zu arbeiten, damit sich die zugrunde liegenden Muster veränderten und Marti energetisch Auftrieb bekam. Zu den wirkungsvollsten Affirmationen gehörten für Marti Aussagen wie diese: »Ich liebe und akzeptiere mich bedingungslos und vollständig, auch wenn ich depressiv bin und meistens Schmerzen habe«; »Ich liebe mich bedingungslos und vollständig, auch wenn ich mich die meiste Zeit meines Lebens nicht liebenswert fand ... Ich verzeihe mir diese Einstellung«; »Ich schätze mich bedingungslos und vollständig, auch wenn mich meine Familie niemals wirklich geschätzt hat«.

Marti lernte, diese Affirmationen zu sagen und den neurolymphatischen Punkt auf dem linken Brustkorb zu reiben, sobald sie spürte, dass ihre Schmerzen und ihre Depressionen zunahmen. Auch wenn die positiven Wirkungen subtil waren und nur langsam eintraten, fühlte Marti sich allmählich stabiler und konnte die Dosis ihrer Antidepressiva und ihrer Schmerzmittel herabsetzen. Sie begann sich körperlich zu bewegen, und wenn sie dabei manchmal Beschwerden hatte, arbeitete sie auch hier mit den Affirmationen, um die Schmerzen zu bewältigen. Sie kam zu dem Schluss, dass ihr »viele Werkzeuge geholfen haben, allmählich wieder gesund zu werden, aber die Arbeit mit den Affirmationen fiel mir am leichtesten und brachte mir immer sofort Linderung. Ich konnte sie in fast allen Lebenslagen anwenden und meistens mit positivem Ergebnis.«

Mit Affirmationen arbeiten

Wenn Sie mit Affirmationen arbeiten möchten, um Ihre Depressionen und Ihre Schmerzen zu bewältigen, sollten Sie sich ein paar Minuten Zeit nehmen, um ein paar grundlegende Aussagen auszuprobieren. Gut geeignet für den Anfang sind Sätze wie: »Ich liebe, akzeptiere und schätze mich bedingungslos und vollständig, auch wenn ich … (hier eigene Worte einfügen).« Wenn Sie sich von solchen positiven Affirmationen leiten lassen, können Sie mit Ihren Depressionen und Schmerzen ausbalancierter und positiver umgehen.

Üben Sie den Umgang mit Affirmationen ein paar Tage lang, und sagen Sie sie immer dann, wenn Sie wahrnehmen, dass Ihre Schmerzen oder Depressionen stärker werden. Achten Sie darauf, dass Sie Worte wählen, die bei Ihnen wirklich eine körperliche Resonanz auslösen. Welche Veränderungen nehmen Sie wahr? Halten Sie die Ergebnisse in Ihrem Schmerztagebuch fest.

Lassen Sie sich nicht entmutigen, wenn Affirmationen bei Ihnen nicht sofort wirken. Einmal fühlte ich mich völlig überfordert von dem Riesenberg Arbeit, den ich zu bewältigen hatte. Dabei hatte ich mir das Handgelenk verletzt, und die Schmerzen wurden durch das Tippen schlimmer. Als ich daran dachte, es mit einer Affirmation zu probieren, hörte ich innerlich die Worte: »Es nützt ja alles nichts, du musst das hier erledigen.« Daraufhin kam mir spontan die Affirmation: »Ich kann um Hilfe bitten und muss das nicht alles allein machen.« Ich kicherte und rief einen Freund an, um ihn zu bitten, für mich zu tippen, während ich ihm den Text diktierte.

Die einzigen Grenzen für die Affirmationen, die Sie für sich finden können, liegen in Ihrer eigenen Vorstellungskraft, Kreativität und Bereitschaft, Wege zu suchen, die Ihren Heilungsprozess fördern.

6
Schmerzprävention und Schmerzbewältigung bei medizinischen Traumen

Viele Menschen, die an Schmerzen leiden, haben mit dem Dilemma zu kämpfen, dass genau die medizinischen Behandlungen und Eingriffe, die ihnen zur Genesung verhelfen sollen, mit zusätzlichen Schmerzen verbunden und potenziell traumatisierend sind. Der Grund dafür ist, dass sie die Angst und die Schmerzen vor, während und nach einer Operation (oder anderen invasiven Behandlungsmethoden) nicht richtig verarbeitet haben.

Tatsächlich sind viele Verfahren für die Diagnostik und Behandlung Ihrer Schmerzen invasiv – das heißt, der Körper nimmt sie unbewusst als Angriff wahr. Selbst bei Narkose sind Ihre peripheren Nerven weiterhin aktiv, und das gilt auch für Ihr autonomes Nervensystem (das dafür sorgt, dass Ihr Herz weiterschlägt, Ihre Lungen arbeiten und so weiter). Und noch wichtiger: Die »Gefahrenmelder« in Ihrem Nervensystem arbeiten uneingeschränkt weiter: Sensoren in Haut, Muskeln und inneren Organen senden dann Droh-Botschaften an das sogenannte »primitive« Stammhirn.

Wenn ein Gewalttäter Sie mit dem Messer angreift oder Sie in einer Seitengasse mit einer Giftspritze überfällt, würden Sie das sicher als kriminellen Akt bezeichnen. Ein Arzt jedoch kann eine Nadel in das Gewebe im Umfeld eines Gelenkes stechen, um schmerzende Flüssigkeiten abzuleiten, einen Beinknochen durchsägen, um eine kaputte Hüfte zu ersetzen, oder Gifte in Ihren Körper pumpen, um Krebszellen abzutöten. Das Stammhirn kann die Absichten, die hinter einer Schmerzempfindung stehen, nicht unterscheiden, sondern nimmt nur wahr, dass diese existiert. Selbst wenn diese Empfindungen durch einen Eingriff verursacht werden, der Sie heilen soll, macht der Körper wahrscheinlich kaum einen Unterschied zwischen diesen Schmerzen und solchen, die mit einem körperlichen Angriff oder Überfall verbunden sind.

Die meisten von uns bringen im Rahmen einer medizinischen Behandlung bereitwillig viel Zeit und Geld für invasive Methoden auf, weil wir gut ausgebildeten Fachkräften vertrauen und davon ausgehen, dass die Alternativen – ein Leben voller Schmerzen, Behinderungen oder sogar der Tod – bei Weitem schlimmer wären. Oft haben wir keinerlei Respekt vor den schweren Folgen, die solche Eingriffe haben können.

Es kann kein Zweifel daran bestehen, dass viele schmerzlindernde Behandlungsmethoden, einschließlich Operationen, erfolgreich sind und die Lebensqualität vieler Menschen verbessern. Probleme gibt es jedoch, wenn wir nicht richtig vorbereitet sind auf die heftigen Schmerzen nach einem medizinischen Eingriff oder das emotionale Leid, das sich einstellen kann, wenn sich unsere Erwartungen auf eine Verbesserung unseres Zustands nicht unmittelbar erfüllen.

In diesem Kapitel möchten wir Ihnen helfen, sich auf entsprechende Situationen vorzubereiten und mit medizinischen

Fachkräften so zusammenzuarbeiten, dass Sie den traumatischen Folgen von invasiven Eingriffen, die Ihre Schmerzen verstärken können, vorbeugen oder diese verarbeiten können. Auch hier lautet unsere Botschaft, dass es weitgehend bei *Ihnen* liegt, ob das gelingt: bei Ihrer positiven Haltung, Ihrer Motivation und Ihrer Bereitschaft, sich so gründlich vorzubereiten, wie Sie es in anderen schwierigen Lebenssituationen auch tun würden, und Ihrer Fähigkeit, sich mit dem Sie behandelnden Fachpersonal so effektiv wie möglich abzustimmen.

Ihre Ressourcen und Stärken erforschen und nutzen

Wir möchten Ihnen zunächst einmal vorschlagen, sich Zeit zu nehmen für eine Inventur der eigenen *Ressourcen,* die Ihnen bei medizinischen Interventionen, die Ihre Schmerzen verstärken oder lindern, helfen können. Mit anderen Worten: Statt bei den Ängsten oder Problemen anzufangen, die Sie befürchten, möchten wir Sie ermutigen, bei Ihren Stärken und Ihrem Vertrauen in die Sie behandelnden Ärzte zu beginnen. Diese Ressourcen dienen Ihnen als unterstützende Kräfte, mit denen Sie möglichen Schwierigkeiten begegnen können. Der Rückgriff auf Strategien und Verhaltensweisen, die Ihnen bei den üblichen Herausforderungen im Leben oder früheren gesundheitlichen Krisen schon einmal gute Dienste erwiesen haben, empfiehlt sich besonders dann, wenn Sie mit ganz neuen Situationen konfrontiert sind. Es ist wichtig, die individuellen Herangehensweisen zu respektieren, mit denen Sie sich wohl und sicher fühlen.

Hochleistungssportler haben zum Beispiel gelernt, sich auf die Kraft und Ausdauer ihres *leistungsfähigen* Körpers zu verlassen. Das ist von großem Vorteil, weil ihr Körper meistens kräftiger ist als der vieler anderer Menschen und sich von schweren Eingriffen wie einer Operation schneller erholt. Andere haben eher meditative und kreative Fähigkeiten. Ihnen helfen Musik, Schreiben, Malen oder eine nach innen gerichtete Ausrichtung, um eine Atmosphäre von Ruhe und Unterstützung zu schaffen, in der sie sich entspannen und in ihre Mitte kommen. Wieder andere haben ausgeprägte intellektuelle Fähigkeiten und betreiben, ähnlich wie vor einer Prüfung, lieber gründliche Forschungen, um sich auf einen Eingriff vorzubereiten. Und dann gibt es noch Menschen, die sich am wohlsten fühlen, wenn sie sich ablenken, zum Beispiel mit Filmen oder Computerspielen.

Miriam zum Beispiel arbeitete als Grafikdesignerin, und ihre Fähigkeit zu visualisieren half ihr bei der Genesung von einer Handoperation. Jedes Mal, wenn sie an den Eingriff dachte, stellte sie sich die ruhigen Hände ihres Chirurgen vor, wie er voller Zutrauen in das eigene Können und in dem Wissen, wie wichtig es für sie war, ihre Hände wieder voll gebrauchen zu können, seine Arbeit tat. Miriam stellte sich vor, wie sie allmählich aus der Betäubung erwachte und die normalen Wundschmerzen nach einem kleinen Eingriff spürte. Sie entwarf auch eine Reihe von inneren Bildern, um den Fortschritt ihrer Heilung von Wundschmerz, einer gewissen Steifheit und der blassen Haut, wie sie mit der Erstarrungsreaktion einhergeht, zu rosig durchblutetem, gesundem Gewebe und der anhaltenden Genesung hin zu beweglichen Händen zu visualisieren.

Arbeiten Sie mit Ihren Stärken, wie immer diese aussehen mögen, um die Ängste, den Ärger oder auch die Panik zu mildern, die bei Ihnen vielleicht hochkommen. Wenn Ihnen intensive Recherchen über die Behandlungsmethode Ihrer Wahl ein gutes Gefühl geben, sollten Sie diese nutzen. Fühlen Sie sich hingegen eher überfordert, wenn Sie von all den Reaktionen und Meinungen verschiedener Fachleute zu Ihrem Behandlungsverfahren im Internet oder anderen Quellen lesen, sollten Sie Ihrem Impuls nachgehen, über den Eingriff lieber nicht so viel zu erfahren, weil Sie sich dann noch mehr ängstigen.

Beim Sammeln und Auswerten von Informationen ist es auch wichtig, auftauchenden Ängsten und Befürchtungen positive Faktoren entgegenzuhalten, wie die Erfolgsrate dieser Operationen, die Anzahl von erfolgreichen Eingriffen durch diesen Arzt und Erinnerungen daran, wie Sie ähnliche Situationen schon einmal gemeistert haben.

Eine wichtige Hilfe ist, sich frühere positive Erfahrungen mit Ärzten noch einmal zu vergegenwärtigen. Wie gut und schnell sind Sie wieder gesund geworden? Wie haben Sie Komplikationen bewältigt? Was hat Ihnen Ihrer Meinung nach geholfen zu genesen? Wie könnten Sie diese Strategien auch diesmal nutzen? Diese Rückblenden zum heilsamen Umgang mit früheren gesundheitlichen Krisen können Ihnen helfen, dafür zu sorgen, dass Ihre Genesung auch diesmal glatt verläuft.

Vielleicht möchten Sie diese Fragen in Ihrem Schmerztagebuch verfolgen, sodass Sie später darauf zurückgreifen können. ✍

Sicherheit schaffen durch die richtigen Informationen

Um in Bezug auf Ihre Operation oder andere Behandlungsmethode eine gut informierte Entscheidung treffen zu können, ist es wichtig, sich die Informationen zu beschaffen, die Sie in Ihrer Zuversicht bestärken. Am besten beginnen Sie bei dem Arzt, der die Behandlung durchführen wird. Sorgen Sie dafür, dass Sie Gelegenheit zu einem *persönlichen* Treffen mit der Chirurgin oder Person haben, die den Eingriff tatsächlich vornehmen wird. Stellen Sie sicher, dass alle Ihre Einwände besprochen werden, und achten Sie darauf, ob die Person sich geduldig bemüht, Ihre Fragen zu beantworten und Ihnen nützliche Informationen zu geben, die Ihnen helfen, sich zu orientieren und zu beruhigen.

In Notfallsituationen, wo die Zeit knapp ist, bekommen Sie Ihre Informationen möglicherweise von einer Assistenzkraft wie der Krankenschwester, einem Assistenzarzt oder einer Sprechstundenhilfe. Doch bei allen anderen Behandlungen sollten Sie dafür sorgen, dass Sie den Menschen, der Sie behandeln wird, persönlich kennenlernen und genug Zeit haben, sich ein Bild von dieser Person zu machen und zu prüfen, wie Sie sich in ihrer Gegenwart fühlen. Diese Begegnung kann ein wichtiger Faktor für Ihre Heilung sein. Viele Patienten erleben unnötige Überraschungen, wenn sie ihrem Chirurgen, erst wenige Augenblicke bevor man sie in den OP-Saal rollt, begegnen und wenig oder gar keine Zeit haben, dieser Person Fragen zu stellen oder Kontakt zu ihr aufzunehmen. Ergreifen Sie die Initiative, und sorgen Sie dafür, dass Sie, soweit es die Umstände erlauben, eine gute Begegnung mit dieser Person haben, bei der Sie anstehende Themen möglichst ausführlich besprechen können.

Ratsam ist generell, zu diesen Vorbereitungstreffen eine Begleitperson mitzunehmen. Es passiert durchaus öfter, dass Patienten sich von den Informationen, die sie bekommen, und den eigenen emotionalen Reaktionen völlig überfordert fühlen. Ein enger Freund oder ein Familienmitglied kann Fragen stellen, an die Sie vielleicht selbst nicht gedacht haben, mitschreiben oder die dargebrachten Informationen wiedergeben oder »übersetzen«.

Eines Ihrer Ziele sollte es sein, ein Team von Menschen um sich zu haben, das Sie unterstützt. Bewertungen, Qualifizierungsnachweise und Empfehlungen sind sicher wichtig, aber achten Sie bei Ihrer ersten Begegnung mit dem Experten auch auf Ihr Bauchgefühl. Wie schätzen Sie seine Kompetenz und Integrität gefühlsmäßig ein? Denken Sie daran, Sie sind der »Kunde« und haben das Recht auf die bestmögliche Behandlung. Wenn Sie das Gefühl haben, dass der Arzt nicht wirklich Kontakt zu Ihnen aufnimmt und nicht wirklich präsent ist, kann das ein Warnsignal dafür sein, dass Sie hier nicht die Aufmerksamkeit bekommen, die Sie während der gesamten Behandlung brauchen und verdienen. An dem Punkt können Sie beschließen, eine zweite Expertenmeinung einzuholen.

Cynthia, eine erfolgreiche Geschäftsfrau, litt seit mehreren Monaten immer wieder an Unterleibsschmerzen. Sie hatte schon viele homöopathische Mittel und verschiedene andere Behandlungsmethoden wie Pilates, Yoga und Akupunktur ausprobiert und auch Hilfe bei ihrem Internisten und ihrem Gynäkologen gesucht. Nach mehreren ergebnislosen Untersuchungen wurde sie an einen Onkologen überwiesen, um die Möglichkeit von Eierstockkrebs im Frühstadium abzuklären.

Nach weiteren Untersuchungen wurde sie an einen Chirurgen verwiesen, den ihr mehrere Freunde und Fachleute empfohlen hatten, darunter auch ihr Onkologe. Bei diesem Treffen fiel Cynthia auf, dass der Chirurg sehr beschäftigt und gehetzt wirkte. Er schaute kaum von den Papieren auf seinem Schreibtisch auf und ging auf einige ihrer Fragen gar nicht ein. Als sie seine Praxis verließ, fühlte sie sich mutlos und verängstigt.

Aufgrund dieser Erfahrungen holte Cynthia eine zweite Meinung von einem weiteren Chirurgen ein. Dieser war jung, sympathisch, stellte guten Kontakt zu ihr her und schenkte Cynthia fast eine Stunde Zeit, in aller Ruhe ihre Bedenken vorzubringen und ihr ausführlich Fallbeispiele von Patienten mit ähnlichen Eierstockbefunden zu erörtern. Als Cynthia diesmal die Praxis des Chirurgen verließ, war sie erleichtert und fühlte sich diesem Menschen verbunden.

Am nächsten Tag fiel ihr jedoch ein, dass sie vergessen hatte, den letzten Chirurgen zu fragen, welche Schmerzmittel er für die Zeit nach dem Eingriff empfahl. Sie fragte sich besorgt, ob dieser Arzt nicht zu jung sei und wirklich genug Erfahrung mit der Eierstockoperation habe, die bei ihr vorgenommen werden musste. Sie rief in seiner Praxis an, und die Sprechstundenhilfe konnte sie sofort freundlich beruhigen. »Wir wissen, dass hier viele wichtige Fragen zu klären sind. Es ist natürlich ganz wichtig für Sie zu wissen, welche Medikamente Sie einnehmen werden müssen. Sie können sich darüber im Vorbereitungstreffen für den Eingriff ausführlich informieren, aber ich verbinde Sie gern mit dem Assistenten des Arztes, der kann Ihnen schon einmal erste Hinweise geben. Und sollten Sie nach dem Eingriff noch Fragen haben, sagen wir Ihnen gern, wie Sie den Arzt am besten direkt erreichen.«

Auch wenn Cynthia durchaus in Erwägung zog, dass die langjährige Erfahrung und das Fachwissen des ersten Chirurgen Vorteile hatten, beschloss sie, ihrem Gefühl zu vertrauen, dass ihr der zweite Chirurg mehr Sicherheit vermittelte. Cynthia recherchierte über den jüngeren Arzt auch im Internet und entdeckte, dass seine Patienten ihm erstklassige Bewertungen für seine Fähigkeiten und seine Sorgfalt gaben. Zu einer ihrer Freundinnen sagte sie: »Der erste Typ ist vielleicht ein großartiger Chirurg, aber ich glaube, er ist kein guter Chirurg für mich.«

Wenn Sie vorbereitend Informationen sammeln, sollten Sie auf eine ausgewogene Mischung von informellen und fachlichen Aspekten achten. Das heißt, es ist in Ordnung, sich direkt bei Freunden oder über Blogs zu informieren, aber wichtig ist auch, die Informationen genau zu prüfen, die Ihr Arzt Ihnen zur Verfügung stellt. Viele Arztpraxen haben heute Informationsbroschüren mit Fotos, Diagrammen und Checklisten für alle anstehenden vorbereitenden Schritte und sogar ausführliche Video- und Audio-Programme. Manche bieten auch die Möglichkeit, häufige Fragen online zu stellen, und beantworten diese gründlich. Nehmen Sie diese Schritte ernst. Sorgen Sie dafür, dass Sie möglichst umfassend informiert sind, ohne es so zu übertreiben, dass Sie sich völlig überfordert oder erledigt fühlen. Dieses ausgewogene Wissen kommt Ihrer erfolgreichen Behandlung zugute.

Wie Cynthia entdecken vielleicht auch Sie, dass Sie sich sicherer fühlen und es Ihre Behandlung unterstützt, wenn Sie sich bei Gesprächen mit Experten, beim Sammeln von Informationen und beim Besprechen Ihrer Behandlungsmöglichkeiten mit Verwandten oder Angehörigen mit Ihrem gefühlten Sinn verbinden. Mit Angst verbundene Körperempfindungen wie Angespanntheit, Enge, Druck oder Schwere können darauf hinweisen, dass Sie unbewusst Gefahren oder Bedrohungen wittern, während somatische Empfindungen wie innere Weite, Wohlbehagen und Offenheit Ihnen Sicherheit signalisieren.

Wenn Sie sich einer größeren Operation unterziehen, schlagen wir Ihnen vor, sich auch nach den anschließenden Reha-Maßnahmen zu erkundigen, Empfehlungen für entsprechende Einrichtungen oder Therapien einzuholen und sich darüber zu informieren, wie lange diese Nachbehandlung dauern wird und auf welche langfristigen Folgen Sie sich einstellen müssen. Treffen Sie möglichst vorher alle notwendigen Maßnahmen für eine Aufnahme in die Reha-Einrichtung, für die Sie sich entschieden haben.

Alle diese Informationen einzuholen, kostet natürlich ziemlich viel Zeit. Vielleicht müssen Sie um einen längeren Termin oder mehrere Termine bitten, um alles Wissenswerte zu klären. Sie müssen sich nicht dafür rechtfertigen, dass Sie um die benötigte Hilfe bitten. Nehmen Sie sich die Freiheit, um die Zeit zu bitten, die Sie brauchen, um sich wirklich gründlich vorbereitet zu fühlen. Und achten Sie darauf, dass Ihnen diese auch eingeräumt wird. Sollten der Arzt oder die Praxisangestellten auf Ihre Forderungen ablehnend reagieren, ist das ein weiteres Signal dafür, dass Sie hier möglicherweise nicht gut aufgehoben sind.

Eine unserer Kolleginnen hat eine kleine Umfrage unter plastischen Chirurgen und Anästhesisten durchgeführt, um in Erfahrung zu bringen, welche Patienten bei den von ihnen durchgeführten Eingriffen die besten Resultate zeigten. Diese Fachleute berichteten, dass die Patienten, die die meisten Fragen stellten und beharrlich nachhakten, wenn ihnen etwas Sorge und Zweifel oder Angst bereitete, tatsächlich auch mit dem Behandlungsteam am besten zusammenarbeiteten. Und, was noch wichtiger ist, diese Menschen erholten sich auch am schnellsten von ihrer Operation und zeigten die wenigsten Nebenwirkungen. Sollten Sie jedoch zu dem Typ Mensch gehören, der sich um die Details lieber nicht kümmert und alles dem Chirurgen überlässt, ist es für Sie vielleicht trotzdem am besten, wenn Sie im Vorhinein nicht zu viel wissen.

Der Umgang mit Angst und Besorgnis vor Ihrem Eingriff

Es ist ganz normal, dass Sie vor einer medizinischen Behandlung und einer Operation bestimmte Ängste haben. Wir schlagen Ihnen vor, zur Bewältigung der Befürchtungen, die vor einem solchen Eingriff hochkommen, die Werkzeuge zu benutzen, die Sie sich bislang in unserem Programm für Schmerzfreiheit angeeignet haben, vor allem die Atemübungen. Ganz gleich jedoch, welches Werkzeug Sie wählen, achten Sie besonders auf spezielle Ängste und Gedanken wie: »Die Operation geht bestimmt nicht gut, und dann habe ich hinterher noch mehr Schmerzen«, oder: »Vielleicht überlebe ich den Eingriff gar nicht«. Halten Sie diesen ängstlichen Gedanken die Fakten über Operationen entgegen, wie zum Beispiel, dass 95 Prozent ohne Komplikationen verlaufen.

Wenn Sie mit Ihrer Angst, wie immer diese aussehen mag, in Berührung kommen, sollten Sie zunächst einmal herausfinden, welche Empfindungen sie in Ihrem Körper auslöst. Das können Anspannung, Zittern, Schwere und eine Verstärkung Ihrer üblichen Schmerzen sein und so weiter. Als Nächstes könnten Sie dann das kreisförmige Atmen machen (siehe die gleichnamige Übung in Kapitel 2), damit sich diese Empfindungen verändern, während Sie Kanäle in Ihrem Körper öffnen und die Energie ins Fließen bringen. Wählen Sie die Variation des kreisförmigen Atmens, die bei Ihnen am besten wirkt.

Weitere Atemübungen, die Sie bislang in diesem Buch gelernt haben, können Ihnen auf andere Weise helfen. Das Ausatmen mit dem Ton »Wuu« hilft intensivere Angst- und Panikzustände zu regulieren (siehe die Übung »Die Wuu-Atmung« in Kapitel 3). Vielleicht möchten Sie das gleich jetzt ausprobieren, indem Sie sich innerlich auf ängstliche Empfindungen, Stress oder Schmerz ausrichten, in die Sie hineinatmen und dann beim Ausatmen ein schönes, langes »Wuu« von sich geben. Achten Sie darauf, was dabei in Ihrem Körper passiert, vor allem mit den Empfindungen, die mit der Angst verbunden sind. Nehmen Sie dann die Gedanken wahr, die diese Empfindungen begleiten, und machen Sie sich vor allem klar, dass das nur Gedanken und keine Tatsachen sind.

Sie können beim Ausatmen auch andere Töne machen. Wenn Sie zum Beispiel mit einem »Ahh« ausatmen, kann das ebenso beruhigend wirken wie ein natürlicher Seufzer der Erleichterung oder des Wohlbehagens: »Ahh ...« Versuchen Sie es gleich einmal. Atmen Sie ein und lassen Sie den Atem mit einem schönen, offenen »Ahh« aus dem Körper entweichen. Wie ist das für Sie?

Viele Menschen stellen fest, dass das Ausatmen mit einem »Ahh« ihnen hilft, sich körperlich zu entspannen und zu öffnen. Das macht natürlich Sinn, weil wir ganz spontan »Ahh« sagen, wenn wir uns entspannen, wie um damit auszudrücken: »Gott sei Dank, dass ich die Strapaze hinter mir habe und aufatmen kann.«

Eine weitere Methode besteht darin, gleichmäßig zu atmen, sodass Ihr Einatem etwa gleich lang ist wie Ihr Ausatem. Hilfreich ist, beim Einatmen wie beim Ausatmen bis drei oder vier zu zählen. Probieren Sie das ebenfalls gleich einmal aus, wenn Sie möchten. Welche Wirkung hat das? Das gleichmäßige Atmen kann Ihnen tatsächlich helfen, sich stabiler zu fühlen, wenn Sie sich den Eingriff oder die Behandlung vorstellen.

Vielleicht finden Sie auch die Übung »Einfach atmen« nützlich (siehe Kapitel 3), wenn Sie lernen, Anspannung und Ängste bewusster wahrzunehmen und innezuhalten, um den Bewegungen des Einatmens und Ausatmens in Ihrem Körper mit der Aufmerksamkeit zu folgen. Wichtig ist, dabei zuzulassen, dass Sie möglichst langsam und vollständig ausatmen.

Welche Atem- oder Entspannungstechnik Sie auch anwenden, machen Sie sich rechtzeitig vor dem Eingriff damit vertraut. Sie möchten bestimmt nicht in der Nacht vor Ihrem Eingriff, wo Ihre Angst und Unsicherheit wahrscheinlich am größten sind, etwas Neues lernen müssen. Wenn Sie vorher geübt haben, gelingt es Ihnen besser, in diesen angespannten Bewusstseinszuständen automatisch zu einem anderen Atemrhythmus überzugehen, mit dem Sie bereits gute Erfahrungen gemacht haben. Eine weitere Unterstützung besteht darin, mit den kleinen Atemübungen zu experimentieren, die wir in den vorigen Abschnitten empfohlen haben.

Halten Sie die Ergebnisse in Ihrem Schmerztagebuch fest, um sich bewusst zu machen, was bei Ihnen am besten wirkt, und selbst die Richtung für Ihre weitere Praxis vorgeben zu können.

Andere Methoden für den Umgang mit der inneren Unruhe und Angst vor einer Behandlung sind *informelle Zustände*, die *mit einer intensiven Fokussierung verbunden* sind und die Sie bereits als hilfreich erlebt haben. Das kann der Besuch von Musik- oder Tanzveranstaltungen, öffentlichen Vorträgen oder Sportveranstaltungen sein, auf die Sie sich so intensiv einlassen, dass Sie alle ablenkenden Gedanken und Gefühle und damit auch Ängste und Erschöpfung ausblenden können. Es kann sehr nützlich sein, wenn Sie sich in diesen natürlichen, intensiven Zuständen einer positiven inneren Ausrichtung bewusst üben, um sich auf die Herausforderung vorzubereiten, die Ihre Operation für Sie darstellt.

Ein gutes Beispiel für diese positive Ausrichtung gibt uns Martha, die bei der Geburt ihres ersten Kindes mit ungewöhnlich langen und komplizierten Wehen zu kämpfen hatte. Vor der Geburt ihres zweiten Kindes übte sie sich darin, sich die Wehen vorzustellen wie eine Reihe von Kletterpartien mit zunehmendem Schwierigkeitsgrad in den Bergen, wo sie oft wandern ging. Auf jeden mühsamen Aufstieg folgte ein müheloser Abstieg, bis die Tour nach einer letzten Anstrengung mit dem Erreichen des Berggipfels endete. Als Martha schließlich dort ankam, erlebte sie diese wunderbare Mischung aus Erschöpfung und freudiger

Erregung. Und genau so erfuhr sie dann tatsächlich auch die Geburt ihres zweiten Kindes.

Ganz gleich, welche Strategie Sie anwenden: Grundsätzlich geht es darum, so aktiv und fokussiert wie möglich zu sein, weil Sie durch dieses aktive Engagement mit Ihrer Kraft in Berührung bleiben, statt hilflos zusammenzubrechen und zu erstarren wie ein Opfer, dem etwas *angetan* wird.

Und schließlich sollten Sie sich überlegen, welche positiven Heilungsbotschaften oder -absichten Sie sich vermitteln möchten. So wie sich Angst als körperliche Anspannung äußern kann, lösen positive Absichten Empfindungen von innerer Weite und Entspannung aus.

Fragen Sie sich bei den Vorbereitungen auf eine invasive Behandlung: »Was ist für mich wirklich heilsam?« Jedes Mal, wenn Sie sich diese Frage stellen, kann die Antwort anders lauten, doch wenn Sie fortfahren, sich das zu fragen, fallen Ihnen bestimmte Muster auf, die im Einklang mit Ihrem gesamten Organismus sind.

Wenn Sie herausgefunden haben, was für Sie wirklich heilsam ist, können Sie diese Erkenntnisse als Selbstsuggestionen für die Genesung von dem bevorstehenden Eingriff nutzen. Beispiele für solche Affirmationen sind:

- Ich möchte gründlich und vollständig genesen.
- Ich möchte nur so starke Schwellungen und Schmerzen haben, wie sie für meine vollständige und optimale Genesung erforderlich sind.
- Ich kann vollständig und schnell genesen in dem Wissen, dass mein Körper genau so reagiert, wie es für das Gelingen dieses Eingriffs gut und notwendig ist.

Nehmen Sie sich einen Moment Zeit, um diese Sätze laut oder stumm für sich zu sagen. Wo spüren Sie diese Absichten in Ihrem Körper? Welche Empfindungen lösen die verschiedenen Sätze aus? Ändern Sie Ihre Aussagen Ihren Antworten entsprechend weiter ab, bis sie eine optimale Resonanz und damit ein eindeutiges »Ja« in Ihrem Körper auslösen. Notieren Sie diese Sätze in Ihrem Schmerztagebuch, um sie in die Übungen einbeziehen zu können, mit denen Sie sich auf Ihre Behandlung vorbereiten.[43] ✍

So wichtig es ist, Ihre eigenen positiven Botschaften selbst zu formulieren, noch hilfreicher kann es sein, den behandelnden Personen, die Sie bei Ihrem Eingriff begleiten, entsprechende Äußerungen vorzuschlagen. Bei Rachel musste eine besonders gründliche Darmspiegelung vorgenommen werden, also besprach sie mögliche Probleme vorher mit ihrem Arzt. (Beim ersten Versuch war es zu einem Darmverschluss gekommen, sodass der Eingriff abgebrochen werden musste.) Sie bat den Arzt, sollte es wieder zu einem Verschluss kommen, freundlich zu sagen: »Öffne dich, Darm.« Als am Abend nach dem Eingriff die Nachwirkungen der Narkose abgeklungen waren, rief ihr Arzt sie an, um ihr zu sagen, dass die Darmspiegelung erfolgreich verlaufen war. Als er sagte: »Öffne dich, Darm«, habe der Darm sich tatsächlich geöffnet, sodass sie den Eingriff durchführen konnten!

Wir schlagen Ihnen also vor, mehrere Aussagen zu formulieren, die Sie bei Ihrer Behandlung oder Operation gern hören würden – um den positiven Verlauf zu fördern. Wir empfehlen unseren Klienten manchmal, diese Sätze auf Karteikarten zu schreiben und ihrem Chirurgen, Anästhesisten, Arzt oder ihrer Krankenschwester zu geben – wer immer dafür am offensten ist – und sie zu bitten, diese Sätze beim Eingriff laut zu sagen. Nützliche Beispiele wären:

»Alles verläuft gut.«
»Ihr Körper reagiert so, dass dieser Eingriff in jeder Hinsicht erfolgreich verläuft.«
»Wir sind ganz erfreut über das, was wir hier sehen.«

Als Letztes noch der Hinweis, dass zu den Vorbereitungen auch gehören kann, sich über Nahrungsergänzungsmittel zu informieren, welche die Immunabwehr nach der Operation stärken. Das gilt besonders, wenn Sie vor dem Eingriff Infektionen hatten. Manche Nahrungsergänzungsmittel, wie die sogenannten »Immunonutritions«, enthalten Omega-3-Fettsäuren und Arginin, welche die Freisetzung menschlicher Wachstumshormone anregen und damit die Regeneration und Heilung von Muskeln und Gewebe nach einer Operation unterstützen. Möglich ist hier auch die Einnahme von Glutamin für die Förderung der Geweberegeneration sowie von Aminosäure, die Risse heilen hilft. Vielleicht möchten Sie die Wirkung von Nahrungsergänzungsmitteln selbst noch gründlicher erforschen und das Thema mit Ihrem behandelnden Arzt in den Vorgesprächen erörtern.

Die Nachwirkungen früherer traumatischer Ereignisse minimieren

Eine weitere Strategie, um das Gelingen Ihres Eingriffs zu unterstützen und einem emotionalen und körperlichen Trauma vorzubeugen, besteht darin, sich noch einmal genau anzuschauen, was in Bezug auf Heilung und Genesung bei früheren Erkrankungen nicht gut gelaufen ist. Viele Menschen wissen einfach nicht, wie wichtig es ist, sich früheren medizinischen Traumen noch einmal zuzuwenden, oder haben diese Erlebnisse einfach unterdrückt und keinen Zugang mehr dazu.

Nehmen Sie sich gleich jetzt einen Augenblick Zeit, um sich frühere Eingriffe zu vergegenwärtigen, auch wenn sie nur minimal waren. Das können Zahnoperationen sein, das Vernähen offener Wunden, das Schienen eines Knochenbruchs und selbst schmerzhafte Schutzimpfungen in der Kindheit. Wenn Sie möchten, können Sie diese Erlebnisse in Ihrem Schmerztagebuch festhalten. ✍

Wenn Sie wissen, dass Sie früher ein schweres Trauma erlitten haben oder sich von dieser Rückschau überwältigt fühlen, suchen Sie bitte Hilfe bei einer Therapeutin oder einem Therapeuten mit entsprechender Ausbildung. Es kann sehr hilfreich sein, sich bei dieser Rückschau auf frühere medizinische Erfahrungen und Ihre Reaktionen auf diese professionell begleiten zu lassen.

John kämpfte mit der Entscheidung, ob er sich am Rücken operieren lassen sollte. Er war ein sehr guter Sportler, doch obwohl er nach einer Reihe von Sportverletzungen ein intensives Reha-Programm absolvierte, stagnierten seine sportlichen Leistungen, ja gingen sogar zurück. Als er überlegte, warum er solche Angst vor dem empfohlenen Eingriff hatte, fiel ihm ein, wie er als zehnjähriger Junge mit seinem älteren Bruder und dessen Freunden einmal einen schwierigen Berg bestiegen hatte. Weil er beweisen wollte, dass er mit ihnen Schritt halten konnte, übertrieb er es und hangelte sich an Baumwurzeln hoch, statt darauf zu warten, dass man ihm das Seil zuwarf. Dabei stürzte er fast acht Meter tief und landete auf dem Rücken. Sein Bruder brachte ihn in die Notaufnahme, wo er genäht wurde und mehrere Spritzen bekam.

Seinen Eltern hatte er von dieser schmerzlichen und beängstigenden Erfahrung nie etwas erzählt, weil sie ihm verboten hatten mitzuklettern. Als er sich vor diesem Hintergrund seine augenblickliche Situation noch einmal anschaute, wurde ihm klar, dass er Angst hatte, auch hier wieder zu »übertreiben« und sich noch mehr Schwierigkeiten einzuhandeln, indem er einen größeren Schritt tat, als er bewältigen konnte. Bei gründlicherer Betrachtung dieses früheren Erlebnisses wurde ihm jedoch klar, dass sich seine jetzige Situation in vieler Hinsicht davon unterschied. Nicht nur, dass er sich gut vorbereitete, er musste heute anderen auch nichts mehr beweisen. Als er mit therapeutischer Hilfe zwischen Vergangenheit und Gegenwart unterscheiden lernte, konnte er an die Operation viel zuversichtlicher herangehen und erholte sich schnell davon. Es kommt häufiger vor, dass Kinder ihren Eltern Unfälle verschweigen, weil sie Dinge getan haben, die sie nicht tun sollten (oder glaubten, nicht tun zu sollen), und befürchten, die Eltern könnten ärgerlich auf sie reagieren.

Eine hilfreiche Frage bei Ihrer Rückschau auf frühere Erfahrungen mit ärztlichen Behandlungen lautet: »Was fehlte mir damals und wäre ausschlaggebend dafür gewesen, dass die Sache gut ausgeht?« Wenn Sie darauf antworten: »Wirkliche Unterstützung«, dann sollten Sie dafür sorgen, dass Sie diese Unterstützung diesmal auf jeden Fall bekommen. Wenn Ihr Eingriff mit einem Klinikaufenthalt verbunden ist, sollten Sie planen, dass ein oder mehrere Ihnen nahestehende Personen Sie begleiten, damit wichtige Bedürfnisse erfüllt und medizinische Fehler schon im Vorfeld unterbunden werden. Das ist ein sehr wertvoller Dienst, den sich Freunde gegenseitig erweisen können.

Sorgen Sie auch dafür, dass Sie nach dem Eingriff und beim Genesungsprozess Hilfe bekommen. Wenn die Genesung länger als ein, zwei Tage dauert, sollten Sie Freunde, Nachbarn und

Angehörige bitten, für Sie zu kochen und anstrengende Aufgaben zu übernehmen, vor allem wenn Sie allein leben. Dazu gehören auch Fahrten zu den Nachsorgeterminen und zur Krankengymnastik oder anderen Reha-Maßnahmen und die Begleitung zu diesen Terminen. Es ist wichtig, selbst bei einfachen Terminen im Voraus zu planen.

Peter wurde kürzlich wegen eines Leistenbruchs operiert und war dankbar dafür, dass es jemanden gab, der sich um seine alltäglichen Bedürfnisse kümmerte und ihn unterstützte. Er hatte beschlossen, den Eingriff ambulant vornehmen zu lassen, um das Risiko einer MRSA-Infektion zu mindern (der »Superbazillus«, der in vielen Krankenhäusern grassiert). Als er ankam und dem Anästhesisten vorgestellt werden sollte, sagte man ihm, das sei in dieser ambulanten Einrichtung ein anderer als der, für den er sich mit seinem Chirurgen zusammen entschieden hatte. Auch wenn ihn das zunächst ziemlich aufregte, konnte sich Peter mithilfe eines begleitenden Freundes beruhigen und seine gut geplante Entscheidung revidieren. Ohne diese Unterstützung hätte er sich wahrscheinlich unnötig geängstigt.

Wenn Sie sich nicht durchringen können, in dieser Form für sich zu sorgen und entsprechende Schritte zu unternehmen, überlegen Sie einmal, wer in Ihrem Umfeld Ähnliches erlebt hat und Sie beraten könnte. Menschen, die Ihnen nahe sind, teilen ihr Wissen meistens bereitwillig mit Ihnen und sind auch gern bereit, Ihnen bei der Bewältigung der Herausforderungen, die auf Sie zukommen, beizustehen.

Manchen Menschen fällt dieser Schritt schwer, weil Familienangehörige oder Freunde ihnen bereits viel Unterstützung und Fürsorge haben zukommen lassen. Sie glauben, ihnen nicht noch mehr zumuten zu können. Wenn Sie feststellen, dass Sie sich an niemanden wenden, um entsprechende Vorkehrungen zu treffen, können Sie für die benötigte Hilfe Gegenleistungen anbieten. Sie können entsprechenden Personen zum Beispiel vorschlagen, sie, sobald Sie wieder gesund sind, ebenfalls zu unterstützen. Was auch immer Sie anzubieten haben, sei es Kochen, Nähen, Beraten, Buchführung oder Nachhilfeunterricht, Sie finden sicher einen guten Weg, die Ihnen erwiesenen Dienste zu erwidern, damit das Geben und Nehmen in Ihrer Beziehung zu diesem Menschen ausgeglichen bleibt. Eine Freundin von Maggie zum Beispiel dankte allen Mitgliedern ihrer Gemeinde, die sie während ihrer Genesung nach Einsetzung einer künstlichen Hüfte bekocht und mit anderen Notwendigkeiten versorgt hatten, mit einer Tanzparty.

Es ist eine gute Idee, in Ihrem Schmerztagebuch festzuhalten, was Sie während Ihrer Genesung zu brauchen glauben, und eine Liste der Menschen oder Organisationen aufzustellen, die Ihnen helfen könnten. ✍

Einen Schmerzplan für Ihren Eingriff erstellen

Wenn Sie zur Regulierung und Bewältigung Ihrer Schmerzen vor, während und nach einem medizinischen Eingriff einen Schmerzplan erstellen, sollten Sie alle Ihre persönlichen Bedürfnisse und alle Bedürfnisse in Bezug auf Ihre Schmerzen berücksichtigen, auch wenn Sie glauben, das sei übertrieben oder zu anspruchsvoll. Denken Sie daran, Sie wollen sich generell selbst akzeptieren und auf sich eingehen, damit Sie sich körperlich so sicher fühlen, wie Sie es brauchen, um vollständig zu genesen. Und es widerspricht diesem Ziel, wenn Sie Ihre Schmerzen nicht richtig behandeln lassen.

Besprechen Sie auf jeden Fall mit Ihrem behandelnden Arzt,

welche Medikamente Sie brauchen.[44] Machen Sie ihm klar, dass Sie einen guten, zuverlässigen Schmerzplan brauchen, um sich auf Ihre Heilung konzentrieren zu können. Sprechen Sie über frühere Erfahrungen, die für die jetzige Wahl Ihrer Medikamente oder Narkoseform wichtig sind, vor allem, wenn Sie damals untermedikamentiert waren oder allergisch auf bestimmte Mittel reagiert haben. Wenn Sie auf Medikamente generell hypersensibel reagieren, sprechen Sie das am besten direkt an und sorgen dafür, dass Sie es bei der Schmerzbehandlung »langsam angehen lassen« – das heißt, jedes Medikament zunächst in einer möglichst niedrigen Dosierung einnehmen und die Wirkung sorgfältig beobachten, um die Dosis dann erst zu erhöhen oder Alternativen zu finden.

Besonders wichtig ist, dass bei der Genesung keine Lücken in der Medikamentierung entstehen. Es ist erstaunlich, wie viele Menschen nach einer Operation nach Hause oder in die Reha geschickt werden, ohne dass man ihnen die richtigen Schmerzmittel mitgibt. Sorgen Sie dafür, dass Ihnen das nicht passiert! Finden Sie heraus, wer in Ihrem Behandlungsteam für Medikamente zuständig ist, und besprechen Sie Ihre Bedürfnisse gründlich, bis Sie sich sicher fühlen. Erkundigen Sie sich nach Optionen, und fragen Sie, was Sie tun oder einnehmen können, sollten Ihre Schmerzen an irgendeinem Punkt vor, während oder nach dem Eingriff überraschend zunehmen.

Akzeptieren Sie *nicht*, wenn man Ihnen sagt, Sie könnten über die nötigen Schmerzmittel nach der Operation oder beim Nachsorgetermin mit Ihrem Arzt sprechen. Viele Menschen trifft es völlig unvorbereitet, dass wegen Terminverschiebungen ihres behandelnden Arztes nicht genug Zeit ist, ihren Medikamentenvorrat aufzustocken oder Medikamente zu wechseln, die nicht anschlagen. *Bestehen Sie darauf*, Ihren behandelnden Arzt in jedem

Fall erreichen zu können – und das heißt gegebenenfalls auch über das Handy.

Denken Sie daran, auch wenn die Sorge berechtigt ist, Schmerzmittel könnten süchtig machen, viel gefährlicher ist eine mangelnde Schmerzregulierung. Hier besteht das Risiko, dass Sie von Schmerzen völlig überwältigt werden, was die Heilung blockiert. Sind die Schmerzen wirklich unter Kontrolle, ist eine Suchtgefahr ziemlich unwahrscheinlich. Und bedenken Sie auch, dass unangenehme Nebenwirkungen ein vernünftiger Kompromiss sind, wenn es um effektive Schmerzbewältigung geht.

Häufig sind Schmerzen nicht unter Kontrolle, weil der Patient nicht so gut schläft, dass er gesund werden kann, oder die Schmerzen bei 8, 9 oder 10 auf einer 10-Punkte-Skala bleiben, sodass sie praktisch nicht auszuhalten sind und der Patient sich an Krankengymnastik und anderen Reha-Maßnahmen nicht mit ganzer Kraft beteiligen kann. Sorgen Sie dafür, dass ein kompetenter medizinischer Experte willens und bereit ist, Ihre Schmerzen so sorgfältig zu überwachen, dass diese Komplikationen nicht auftreten und Sie zum richtigen Zeitpunkt die Dosierung Ihrer Medikamente ändern oder andere Mittel bekommen, damit Ihre Schmerzen erträglich bleiben.

Zinas Schmerzplan

Zina wollte sich ein neues Hüftgelenk einsetzen lassen, wenn ihre Schwester aus Irland zu Besuch kam, damit diese ihr in den ersten zwei Wochen nach dem Eingriff zur Seite stehen konnte. Da sie sich gründlich mit Freundinnen besprochen hatte, die die gleiche Operation hinter sich hatten, wusste sie, welche Faktoren die Genesung erschwerten und was ihr helfen würde, schnell wieder gesund zu werden.

Sie bestand auf einem einstündigen Vorgespräch mit ihrem Chirurgen und sagte ihm, welche Medikamente sie zurzeit einnahm, Ibuprofen und Percocet für Durchbruchschmerzen. Der Chirurg stimmte zu, dass Zina diese Medikamente bis zu ihrem Eingriff und auch hinterher weiter nehmen sollte, um stabil zu bleiben. Zina erzählte ihm auch, dass sie bei einem früheren Eingriff an der Schulter nicht gut auf Morphium und Codein angesprochen habe. Der Chirurg versicherte ihr, dass Fentanyl (auf der Basis einer anderen Opiategruppe) bei den Schmerzen unmittelbar nach dem Eingriff ähnlich gut wirke. Er sagte ihr auch, sie würde für zu Hause zusätzliche Schmerzmittel verschrieben bekommen, mit denen sie das Fentanyl allmählich ausschleichen konnte. Außerdem sorgte Zina für eine patientenkontrollierte Einnahme der Medikamente, die über Knopfdruck erfolgte. Ihr Chirurg bat sie, eine Woche nach der Operation mit seinem Assistenten zu besprechen, wie die Medikamente anschlugen. Außerdem legte er ihr dringend nahe, sollten die Medikamente vor dem Nachsorgetermin mit ihm nicht gut wirken, sofort seinen Assistenten anzurufen, damit dieser mit ihm Rücksprache halten konnte.

Dieser Schmerzplan stellte sicher, dass es keine Lücken in Zinas Schmerzbehandlung gab, und so machte ihre Genesung gute Fortschritte. Sie schlief gut und sprach auch auf die physikalische Therapie in einer Reha-Einrichtung gut an. Einen Monat nach der Operation hatte sie alle Medikamente abgesetzt außer Ibuprofen mit einer geringen Dosis Vicodin für die Durchbruchschmerzen, das sie ein-, zweimal die Woche nahm.

Die meisten Krankenhäuser und Gesundheitseinrichtungen berücksichtigen heute das Recht des Patienten auf eine angemessene Schmerztherapie als Teil des Behandlungsplans. Hilfreich ist, sich vor Ihrem Eingriff über Patientenrechte zu informieren und mit Ihrem Behandlungsteam darüber zu sprechen (zum Beispiel bei der Deutschen Schmerzhilfe im Internet unter www.schmerzhilfe.de, Anm. d. Ü.).[45]

Spezielle Aspekte der Traumaprävention

Mehrere Aspekte, die mit den in diesem Kapitel erläuterten Themen zusammenhängen, verdienen besondere Aufmerksamkeit.

Gute Entscheidungen treffen

Hilfreich ist, sich einmal Gedanken darüber zu machen, wie Sie bei der Entscheidungsfindung zu den richtigen Schritten gelangen, ob es eine Operation oder andere medizinische Behandlungsmethoden betrifft. Auch wenn niemand Ihnen garantieren kann, dass die Behandlung erfolgreich verläuft, erleben Sie doch weniger unangenehme Überraschungen, wenn Sie die wesentlichen Fragen vorher gründlich durchdenken, um traumatische Reaktionen zu verhindern und die Heilung durch den medizinischen Eingriff sowie die nachfolgende Genesung zu fördern.

Wenn Sie sich für eine Operation entscheiden, um weniger Schmerzen zu haben, möchten wir Ihnen raten, sich in jedem Fall klarzumachen, dass Sie Ihre Schmerzen durch den Eingriff möglicherweise nicht ganz loswerden und manchmal hinterher vielleicht sogar noch mehr Schmerzen haben. Der Grund dafür kann sein, dass die Operation nicht die den Schmerzen zugrunde liegende Ursache beseitigt. Deshalb möchten wir Ihnen dringend nahelegen, eine zweite Meinung einzuholen, mögliche psychologische Faktoren mit einem Therapeuten durchzusprechen und auch die verschiedenen Übungen in diesem

Programm auszuprobieren. Außerdem ist jede Operation bis zu einem gewissen Grad invasiv und hinterlässt Traumen und Narben. Manchmal führt das dazu, dass Sie später noch mehr Schmerzen haben. Der Bildung von Narbengewebe kann durch Akupunktur und bestimmte Massagetechniken entgegengewirkt werden. Sie sollten damit aber erst anfangen, wenn die Wunde ganz verheilt ist.

Keine Operation, und sei es die geringfügigste, ist ohne Risiken. Um zu entscheiden, ob ein Eingriff für Sie das Richtige ist, sollten Sie so viele Informationen wie möglich einholen, auch über die möglichen positiven Resultate und Risiken. Patienten, die sich über den Ablauf ihrer Operation oder andere Behandlungsmethoden informiert haben, können mit ihren Ärzten besser zusammenarbeiten und fachlich begründete Entscheidungen treffen, die auch ihre persönlichen Vorlieben berücksichtigen.[46]

Hier einige Fragen, die Sie Ihrem Arzt oder Chirurgen im Entscheidungsprozess stellen können. Schreiben Sie diese Fragen und die Antworten Ihres Arztes in Ihr Schmerztagebuch. Empfehlenswert ist generell, dass Ihnen ein ruhiger, gelassener Freund oder Angehöriger zur Seite steht. Oft vergessen wir wichtige Informationen, weil wir verständlicherweise nervös sind.

- Brauche ich diese Operation oder Behandlung wirklich? Gibt es andere Möglichkeiten, meinen Zustand zu behandeln? Wie sehen die Alternativen aus und wie das Für und Wider beider Optionen?
- Was passiert, wenn ich die Operation auf später verschiebe? Oder überhaupt nicht vornehmen lasse?
- Wie oft hilft diese Art Operation in Fällen wie meinem wirklich? Inwieweit hilft sie? (Diese Informationen erhalten Sie durch Ergebnisstudien. Einige dieser Studien haben zum Bei-

spiel erwiesen, dass manche der üblichen Rücken- und Knieoperationen ineffektiv sind.)

- Hat der Arzt/Chirurg/die Klinik genügend Erfahrung mit dieser Art von Eingriffen? Welche Erfolge hat der Arzt vorzuweisen, der diese Operation vornehmen wird? Hier eine kurze Checkliste, um das zu überprüfen:
  - Hat der Chirurg genügend Erfahrung und Qualifikationen, um den Eingriff vorzunehmen? Wie oft hat er diese Operation schon durchgeführt? Sie können auch im Internet nachschauen, ob er wegen ärztlicher Fehler schon einmal Probleme hatte.
  - Welche Komplikationen oder Nebenwirkungen könnten bei mir auftreten?
  - Welche Schmerzen könnten auftreten? Und wie wird man diese behandeln?
  - Wie lange werde ich brauchen, um zu genesen? Werde ich zu Hause Hilfe benötigen? Falls ja, welche Art von Hilfe und wie besorge ich sie mir am besten?
  - Wie kann ich unangenehme Überraschungen in Bezug auf die finanziellen Aspekte des Eingriffs und meine Krankenversicherung verhindern?

Wiederholte Verletzungen und Traumen verarbeiten

Man hat heute ein größeres Bewusstsein für eine kumulative Traumatisierung (CTD, englisch: Cumulative Trauma Disorder) und die Verletzung durch wiederholte Belastungen (RSI-Syndrom, englisch: Repetitive Stress Injury), die auf wiederholter Belastung und Überlastung bestimmter Körperteile beruhen können. Ein Beispiel dafür ist das Karpaltunnelsyndrom (KTS).

Hier empfiehlt sich generell, erst einmal konventionelle, nicht operative Behandlungsmethoden auszuprobieren, um die auf Überlastung zurückgehenden Beschwerden zu lindern. Man kann entzündliche Bereiche zunächst einmal schienen, um sie zu schützen und zu schonen. Weitere Möglichkeiten sind entzündungshemmende Medikamente und Krankengymnastik, wie auch Eispackungen[47], Akupunktur, Ultraschall- oder Reizstrombehandlung. Vielleicht schlägt Ihr Arzt oder Physiotherapeut Ihnen auch bestimmte Körperübungen vor, damit Sie lernen, sich so zu bewegen, dass das betroffene Gewebe heilen kann.

Vielleicht müssen Sie überprüfen, ob und wie Ihre Tätigkeiten bei der Arbeit (vor allem, wenn Sie viele Stunden vor dem PC sitzen) wie auch Ihre Freizeitaktivitäten zu Ihren Beschwerden beitragen. Denken Sie daran, ungelöste Spannungen, die auf Stress oder Verletzungen zurückgehen, stören die Durchblutung, sodass Muskeln und Nerven nicht genug Sauerstoff und Nahrung erhalten, was die Symptome einer kumulativen Traumatisierung verstärkt. Wenn Sie den verletzten Körperteil bei der Arbeit und den Freizeitaktivitäten schonen, können sich diese Spannungen lösen und die Verletzungen besser heilen.

Gut ausgebildete Physiotherapeuten, Krankengymnasten und Osteopathen wie auch Lehrerinnen und Lehrer für Bewegungsdisziplinen wie Feldenkrais, Pilates und Alexander-Technik, die auf bewusster Bewegung beruhen, können Ihnen helfen, eine bessere Haltung zu entwickeln und die Wirbelsäule entsprechend auszurichten. Sie können Ihnen auch zeigen, wie Sie sich so bücken, strecken und bewegen, dass es Ihre Genesung fördert, sowie Ihre Arbeits- und private Umgebung so zu gestalten, dass Ihre Beschwerden nicht wieder auftreten.

Bei längerer Medikamenteneinnahme auf Nummer sicher gehen

Manchmal müssen Sie für eine angemessene Schmerzregulierung längere Zeit Medikamente einnehmen. Sollte das der Fall sein, müssen Sie die Menschen, die Sie behandeln, darüber informieren, damit sie Ihnen helfen, dafür zu sorgen, dass die Medikamente optimal wirken. Informieren Sie diese Personen über

- alle verschreibungspflichtigen Medikamente,
- alle rezeptfreien Medikamente,
- alle Vitamine, Mineralien und Nahrungsergänzungsmittel,

die Sie nehmen. Sie müssen sich von diesen Experten auch helfen lassen, Medikamente richtig zu dosieren, um negative Nebenwirkungen zu vermeiden, negative Reaktionen auf Medikamente (oder Nahrungsergänzungsmittel) zu verhindern oder die Wechselwirkung mit den Medikamenten einzuschätzen, die Sie zusätzlich zur Schmerzbehandlung einnehmen. Besonders zu berücksichtigen ist, dass einige der üblichen Nahrungsergänzungsmittel die Blutgerinnung stören können. Dazu gehören Fischöle, Knoblauchextrakte, Ginkgo und sogar bestimmte Verdauungsenzyme (Proteine). Solche Informationen können sehr wichtig sein.

Manchmal sind wir in Versuchung, selbst Arzt für uns zu spielen, vor allem, wenn wir auf einen Termin bei unserem Schmerzexperten länger warten müssen. Statt sich bei Fragen zum Thema Medikamente auf das eigene Urteil zu verlassen, sollten Sie in diesem Fall lieber mit Ihrem Apotheker sprechen. Ansonsten notieren Sie sich wichtige Fragen am besten vor dem nächsten Termin bei Ihrem behandelnden Arzt und erstellen eine Liste aller verschreibungspflichtigen und rezeptfreien Medikamente und Nahrungsergänzungsmittel (inklusive Dosierung und Häufigkeit der Einnahme aller Mittel).

Achten Sie darauf, dass Sie diese Informationen bei allen entsprechenden Terminen zur Hand haben. Außerdem sollten Sie dafür sorgen, dass Sie Ihre Medikamente auch wie verschrieben einnehmen. Manche benutzen zu diesem Zweck eine Pillendose, andere Stundenpläne, auf denen sie morgens und abends täglich abhaken, dass sie ihre Medikamente genommen haben. Bitten Sie um Hilfe, sollten es Ihnen schwerfallen, Ihre Medikamente regelmäßig einzunehmen. Das heißt vor allem, wenden Sie sich an andere Menschen, um von ihnen Unterstützung zu bekommen und nicht nur auf sich selbst angewiesen zu sein.

Es ist wichtig, sich *in jedem Fall* gegen mögliche Schmerzen und Ängste zu wappnen. Wir raten Menschen oft, mit ihrem behandelnden Arzt rechtzeitig vor dem Eingriff einen Schmerzplan aufzustellen, um sich sicher fühlen zu können. Wenn sie die für die Operation notwendigen starken Betäubungsmittel bereits vorher verschrieben bekommen, ist das für manche Menschen wie eine wirklich gute Krankenversicherung: Sie wissen, sie können *bei Bedarf* darauf zurückgreifen, und allein das kann ihre Ängste und Schmerzen verringern. Wir haben festgestellt, dass Patienten diese Medikamente oft gar nicht oder sehr bewusst einnehmen, da sie sich mit der generellen Hilfe, die sie bekommen, und den anderen Medikamenten sicher genug fühlen. Dieses Vorbeugen ist im wahrsten Sinne des Wortes oft mehr wert als die Heilung. Und sollten dann doch Schmerzen auftreten, stehen Ihnen viele Techniken und Methoden zur Verfügung, die Sie bereits kennen und geübt haben. Haben Sie jedoch keine Angst, ein Betäubungsmittel einzunehmen, sollten Ihre Schmerzen heftiger werden – vorausgesetzt, Ihr Arzt ist damit einverstanden.

Im nächsten und letzten Kapitel setzen wir die Abkehr von Schmerzen fort zur dritten Station: Resilienz und weitere Genesung. Mit den Fähigkeiten, die wir Ihnen auf dieser letzten Station vermitteln, können Sie nicht nur Schmerzen zuvorkommen, sondern lernen, Ihr Leben so lebendig und zielgerichtet zu leben, wie Sie es verdienen.

7 Resilienz, weitere Genesung und Wiederherstellung des tiefen Selbst

> *Paradoxerweise gelangen wir nur dann*
> *zur wahren Ganzheit,*
> *wenn wir unsere Zerbrechlichkeit und manchmal auch*
> *unsere Gebrochenheit annehmen.*
>
> Jalaja Bonheim: *Aphrodite's Daughters*

Wie wir in diesem Buch immer wieder betont haben, ist die Art und Weise, wie wir auf Bedrohungen und die dabei ausgelöste starke Aktivierung unseres Nervensystems reagieren, ausschlaggebend dafür, ob wir die Auswirkungen dieser Bedrohungen gut verarbeiten und sie uns sogar noch stärker machen. Die Antworten finden wir in den wortlosen, automatischen Mechanismen unseres Körpers und Nervensystems. Uns allen stehen diese Ressourcen zur Verfügung, aber wir müssen lernen, Zugang dazu zu finden und – noch wichtiger – ihnen nicht im Wege zu stehen. Wir werden jeden dieser Aspekte im Einzelnen erläutern: Resilienz, weitere Genesung und den Prozess der Wiederherstellung des Gleichgewichts und der Kraft des tiefen Selbst.

Resilienz

»Resilienz« nennen wir den dynamischen Prozess, der uns ermöglicht, mit Widrigkeiten, Traumen, Tragödien, Bedrohungen oder starkem Stress konstruktiv umzugehen. Unsere Resilienz ist je nach Situation unterschiedlich – das heißt, Menschen, die in manchen Gefahrensituationen Kompetenz und eine gesunde Anpassungsfähigkeit beweisen, können in anderen Situationen Probleme haben. So zeigt der eine oder andere bei Schwierigkeiten am Arbeitsplatz durchaus Widerstandsfähigkeit, während es ihm in seinen persönlichen und familiären Beziehungen daran mangelt.

Wir fördern unsere Resilienz dadurch, dass wir unsere körperlichen Erfahrungen erforschen. Es gibt mehrere Wege, wie wir die Entdeckung dieser wichtigen Eigenschaft, die für unsere Heilung von Schmerzen so wesentlich ist, vorantreiben können.

Durch den Körper heilen

Der Schlüssel zur Heilung von Schmerzen liegt, wie Sie bereits erfahren haben, darin, die Reaktionen unseres Körpers zu verstehen und damit zu arbeiten. Indem wir unser Körpergewahrsein entwickeln und den Fokus kontinuierlich auf unsere Empfindungen richten, lernen wir, uns mit traumatisch bedingten Empfindungen anzufreunden und sie zu verarbeiten. Da Menschen, die mit Schmerz und Trauma kämpfen, ihren Körper oft als Feind betrachten, ist dieses »Anfreunden« von zentraler Bedeutung und birgt auch den Schlüssel zu kontinuierlicher Lebendigkeit.

Verkörperung stellt Verbundenheit her und verringert das Bedürfnis nach Dissoziation und Abwendung vom Körper. Wenn wir das Bedürfnis nach Dissoziation vom Körper überwinden, stärkt das unser Geist-Körper-Herz-Seele-Gewahrsein und bringt uns zu mehr Ganzheit.

Wie Neugier Ihnen helfen kann

Wir haben in diesem Buch immer wieder darauf hingewiesen, wie wichtig es ist, die Tür zur Neugier offen zu halten. Denken Sie einmal an eine Situation, in der Sie auf etwas wirklich neugierig waren und Aufregung verspürten. Was passiert in Ihrem Körper, wenn Sie sich diese Erinnerung jetzt vergegenwärtigen?

Wenn Sie die Tür zu Neugier, Erforschung und Verbundenheit erst einmal durch körperliche Erfahrungen öffnen, haben Sie auf dem Weg zur Umwandlung eines Traumas bereits einen großen Schritt getan. Neugier auf Ihren Körper hilft Ihnen auch, das Alarmsystem auszuschalten, das bei traumatischen Erlebnissen anspringt. Dann ist es möglich, Informationen aus Ihrem Körper abzufragen und einzuordnen, indem Sie Ihren neugierigen, offenen Geist und seine Fähigkeit nutzen, Empfindungen zu verfolgen, kognitive und emotionale Verbindungen herzustellen und symbolische Deutungen vorzunehmen.[48]

Verdiente Belohnungen einstreichen

Hilfreich ist auch, Ihr Belohnungssystem zu entdecken und zu verstehen, wie es funktioniert, weil Sie auf diesem Weg lernen können, mehr Lebenslust zu empfinden. Ein Beispiel dafür ist Rebecca, die an Spina bifida (offener Rücken) litt und ein schweres frühes Trauma erlebt hatte, wozu auch pränatale Schwierigkeiten, zahlreiche Entwicklungsstörungen und eine traumatisierende Operation gehörten. Wie bei vielen Menschen, die ein

Trauma erlitten haben, entdeckte auch sie mit unserer Hilfe, dass ihr Belohnungssystem hauptsächlich auf *Vermeidung* beruhte. Unangenehme Gefühle vermied sie überwiegend, unter anderem auch die Scham, die sie wegen ihrer körperlichen Behinderungen und ihres Aussehens empfand. Vermeidung war ihre »Belohnung« für diese Schwächen.

Es war für Rebecca ein regelrechter Durchbruch, als sie realisierte, dass die beim Verfolgen ihres körperlichen Erlebens in der Achtsamkeitspraxis neu entdeckten Gefühle sehr viel lohnenswerter waren. Auf den gefühlten Sinn hinzuarbeiten, war weitaus befriedigender als Vermeidung und erschloss ihr auch den Weg zu ihrer Widerstandskraft und ihren positiven Gefühlen.

Daniel, ein depressiver junger Mann, der aufgrund seiner jahrelangen Tätigkeit als Computerprogrammierer an chronischen Nacken-, Rücken- und Schulterschmerzen litt, fand heraus, dass sein Belohnungssystem darin bestand, die Kritik und scharfen Urteile seines Chefs zu vermeiden. Als er lernte, sich auf die Belohnung durch das auszurichten, was ihm viel lieber war, nämlich die Freiheit, kreativ zu sein und diese Kreativität in der Arbeit selbstbewusst zum Ausdruck zu bringen, erlebte Daniel Triumphgefühle und fühlte sich sehr wohl damit.

Und wie ist das bei Ihnen? Halten Sie einen Moment inne und überlegen Sie, welche Belohnungen Sie am stärksten motivieren. Kreisen sie um Vermeidung? Wie wäre es, auf Entspannung und Wohlgefühl hinzusteuern? Wie könnten Sie heute noch in Ihrem Leben auf diese Qualitäten umschalten?

Vielleicht nehmen Sie sich noch heute Zeit, um in Ihrem Tagebuch festzuhalten, wie die positiven Belohnungen, die Sie motivieren und ermutigen, aussehen und was Sie verändern könnten, um sie zu erreichen. Was entdecken Sie, wenn Sie sich dazu entschließen?

Achtsamkeit und Resilienz

Wir möchten Sie ermutigen, Ihre Widerstandskraft zu stärken, indem Sie bei Ihrem eigenen Heilungsprozess Hebamme, achtsamer Zeuge und Coach zugleich sind. Es gibt inzwischen ausgezeichnete Untersuchungen über die Neurobiologie von Achtsamkeit und andere Ansätze, die auf entsprechenden Qualitäten gründen, und wie diese unsere Widerstandskraft fördern.

Dr. Jon Kabat-Zinn, der als einer der wichtigsten Vertreter der Achtsamkeit gilt, hat die langfristigen Wirkungen seines Programms für achtsamkeitsbasierte Stressreduzierung untersucht, das weltweit in vielen Kliniken und anderen Einrichtungen vermittelt wird. Diese Untersuchungen zeigen unter anderem, dass es infolge des Achtsamkeitstrainings zu einer verstärkten Aktivität des linken vorderen Gehirnlappens kommt.[49]

Somatic Experiencing, die Grundlage unseres Programms für Schmerzfreiheit, ist ein Ansatz, der auf intensiver Achtsamkeit für körperliche Erfahrungen beruht. Es ist wichtig, sich klarzumachen, dass die Entwicklung von Fähigkeiten wie fokussierte Aufmerksamkeit, Gewahrsein und Neugier mit positiven Veränderungen im Gehirn verbunden ist. Kurz gesagt macht das diese Erfahrungen noch lohnenswerter.

Eine wirkungsvolle Methode, um mit Ihrer Resilienz in Berührung zu kommen, besteht darin, die Energie positiver Absichten zu nutzen. Affirmationen werden zwar schon länger für Heilungszwecke benutzt, dienen aber noch nicht lange dazu, um in Kontakt mit dem Körper zu kommen.[50]

Resilienz und positive Absichten

Wir laden Sie jetzt ein, sich einige Absichten zu vergegenwärtigen, die Sie an diesem Punkt Ihres Heilungsprozesses bestärken möchten. Sprechen Sie jede Absicht laut aus und spüren Sie, was dabei in Ihrem Körper passiert:

- Ich freunde mich bei der Heilung meiner Schmerzen immer mehr mit meinem Körper an.
- Da ich mit meinen Körper jetzt in vielfacher Weise und häufiger in Kontakt bin, lerne ich mich selbst auf immer tieferen Ebenen kennen.
- Ich nutze jetzt die Werkzeuge aus diesem Programm zur Überwindung meiner Schmerzen viel zuversichtlicher.
- Ich habe mehr Vertrauen in andere Menschen und glaube, dass ich ihnen etwas zu sagen habe.
- Ich stelle fest, dass ich in der Sexualität mit meinem Partner/meiner Partnerin offener bin.

Wo »leben« diese Äußerungen in Ihrem Körper? Wie können Sie, wenn Sie mit der Energie dieser Sätze in Berührung kommen, diese nutzen, um sich auch mit Ihrer grundlegenden Resilienz zu verbinden?

Beschreiben Sie Ihre Erfahrungen mit dieser Übung in Ihrem Schmerztagebuch.

Es ist wichtig, dass Ihre Affirmationen widerspiegeln, an welchem Punkt Ihrer Schmerzreise Sie sich befinden und in welche Richtung Sie gehen wollen. Michelle zum Beispiel erzielte die besten Ergebnisse mit folgendem Satz: »Auch wenn ich mich entmutigt und niedergeschlagen fühle, geht es mir mit meinen Schmerzen besser als noch vor drei Monaten.« Als sie die positive Wirkung dieser Affirmation erst einmal deutlich spürte, formulierte sie ihre Aussage noch einmal neu: »Manchmal vergesse ich, wie viele Fortschritte ich schon gemacht habe. Ich lerne also, mich auf kleine, angenehme Empfindungen zu konzentrieren.«

Aus der Sicht von Achtsamkeit ist es am besten, zuerst einmal zu akzeptieren, was *ist*, was sich zu verändern *beginnt* und hoffentlich weiter verändern *wird*.

Freude und Triumph

Wie führt dieses Programm für Schmerzfreiheit zu Freude? Wie gelangen wir zu Erfahrungen, die Freude und Triumph auslösen? Zunächst einmal ist es wichtig, uns klarzumachen, dass auf der anderen Seite eines Traumas Triumphgefühle warten. Wenn wir unser Trauma meistern und die Energien lösen können, die bislang in der Reaktion von Angriff, Flucht oder Erstarrung gebunden waren, erleben wir die Leichtigkeit oder Freiheit unseres Seins als einen natürlichen Zustand.

Triumph erleben

Spüren Sie diese Augenblicke des Triumphs. Wenn Erinnerungsbruchstücke und Gedanken Sie ablenken, kehren Sie innerlich einfach wieder zurück zu diesem Triumphgefühl und dem Augenblick, der es bewirkte. Was nehmen Sie dabei *in Ihrem Körper* wahr, zum Bespiel in Brustkorb und Wirbelsäule?

Wenden Sie sich jetzt einem Moment zu, in dem Sie triumphierten, weil Sie sich von Ihren Schmerzen befreien konnten. Vielleicht war das, als Sie das Ergebnis von Röntgenaufnahmen oder einer Kernspintomografie bekamen oder zum ersten Mal am Ende einer Woche festgestellt haben, dass Ihr Schmerzlevel auf einer Skala von 10 konstant niedrig zwischen 0 und 4 lag. Vielleicht haben Sie damals zu sich gesagt: »Ich hätte nie gedacht, dass ich das jemals wieder kann, und jetzt kann ich es!« Wo und wann auch immer Sie in dieser Form über die Schmerzen innerlich triumphiert haben, spüren Sie dieses Gefühl, begrüßen Sie es, und würdigen Sie die entsprechenden Empfindungen in Ihrem Körper.

Nehmen Sie sich Zeit, diese Empfindungen in Ihren Füßen und Beinen zu verfolgen, Ihrer Körpermitte und Ihrem Bauch, in Brustkorb und Schultern, Nacken und Kopf, Händen und Armen. Während Sie jetzt spüren, wie sich diese Empfindungen ausdehnen und durch den Körper fließen, fragen Sie sich einmal: Wo ist das Zentrum von innerer Weite, Lebendigkeit und Triumph? Wie können Sie es innerlich markieren, um diesen Moment wieder auffinden zu können? Können Sie sich vorstellen, dieses Gefühl als Gegenmittel zu benutzen, wenn Sie sich bei Ihrer weiteren Genesung von Schmerzen wieder einmal entmutigt fühlen?

Halten Sie Ihre Erfahrungen mit dieser Übung in Ihrem Schmerztagebuch fest.

Die Kunst der Titration

Um in der Chemie zwei potenziell gefährliche Substanzen zu mischen (zum Beispiel Salzsäure und Natriumhydroxid oder Lauge), muss man einen einzigen Tropfen der einen Substanz in die andere geben und darf niemals größere Mengen auf einmal mischen, weil das zu einer heftigen Explosion führen würde. Wird der einen Substanz jedoch nur ein einziger Tropfen von der anderen zugefügt, bewirkt das so etwas wie ein Alka-Seltzer-Zischen – lediglich eine kleine Entladung. Allmählich wandeln sich durch diesen Prozess die beiden explosiven Stoffe in Salz und Wasser um und werden damit nicht nur ungefährlich, sondern zu grundlegenden Bausteinen des Lebens.

Weil die mit einem Trauma verbundenen Empfindungen so intensiv sein können, müssen wir sie ebenfalls tropfenweise erforschen. Dabei können wir zum Beispiel jedes Mal ein wenig zittern und beben oder eine kleine Bewegung machen, die den kalten Körper erwärmt. Vielleicht spüren wir, wie sich etwas von der ätzenden Scham legt, oder nehmen ein lange vergessenes Gefühl von Zärtlichkeit wahr. Dann warten wir. Wir erlauben den Empfindungen, sich zu setzen, bevor wir den nächsten Zyklus von Aktivierung und Entladung anregen.

Ein Beispiel dafür ist unsere Arbeit mit Thomas. Thomas klagte darüber, dass ihn fast alles im Leben ärgere, darunter auch ein schwerer Autounfall, der starke, ständige Schmerzen in Nacken und Schultern zur Folge hatte. Nachdem er seine Arbeit wiederaufgenommen hatte, wurde er bei Beförderungen mehrmals übergangen, seine Freundin trennte sich von ihm, und seine familiären Beziehungen waren angespannt. Zu seinen frühen traumatischen Erlebnissen gehörte auch, dass ihn sein alkoholkranker Vater ständig misshandelt hatte.

Sobald Thomas begann, über diese Schwierigkeiten zu reden,

ballten sich seine Hände automatisch zu Fäusten. Als wir ihn ermutigten, die Energie in seinen Fäusten zu spüren, kommentierte Thomas: »Ich würde gern meinem Chef, der mir ständig im Nacken sitzt, eins überbraten!« Wir schlugen ihm vor, sich dieses Zuschlagen *vorzustellen* und uns zu sagen, was er dabei erlebte. »Meine Arme fühlen sich stark an und wollen sich bewegen und wirklich zuschlagen, ich spüre vor allem meine Kraft.«

Der nächste Schritt bestand darin, dass er mit unserer Anleitung seinen Armen erlaubte, sich langsam nach vorn zu bewegen. Wie die meisten Menschen, die diese Technik ausprobieren, neigte er dazu, schnelle, ruckartige Bewegungen mit seinen Armen und Fäusten zu machen. Wir rieten ihm, sich langsam und leicht zu bewegen. Also bewegte Thomas seinen rechten Arm ganz langsam auf das vorgestellte Ziel zu, das Gesicht seines Chefs. Wir hielten Thomas ein Kissen hin, damit er seinen Ärger darauf richten konnte.

Nachdem er seine Bewegungen zu Ende gebracht hatte, wirkte er ruhiger und zentrierter. »Ich weiß jetzt«, überlegte er laut, »dass ich für mich eintreten kann. Ich muss nicht zum Opfer werden.« Als er mit seiner rechten Faust noch mehr in Kontakt kam, sagte er: »Das überrascht mich. Ich dachte erst, am besten würde es sich anfühlen, wenn ich meinem Chef ins Gesicht schlage. Aber viel besser fühlt sich im Augenblick an, dass ich das Recht habe, ihm gegenüber meinen Standpunkt zu vertreten. Mein ganzer Körper ist jetzt entspannter, und ich spüre, wie mein Nacken und meine Schultern loslassen.«

Aus dieser Situation entstand für Thomas eine langsame, allmähliche Umwandlung ohne jede »Explosion«, wobei sich seine natürliche Widerstandskraft zeigen konnte. Das ist im Wesentlichen die zweite Phase der weiteren Transformation, die wir in

Kapitel 4 erläutert haben und die auch den Antrieb gibt für die dritte Station.

Die Rhythmen von Resilienz

Wenn Sie neugierig sind auf das, was Sie tun oder sagen, hilft Ihnen das auf dem Weg der Transformation voran. Es ist wichtig, dass Sie Ihre eigenen Rhythmen finden und so langsam vorgehen, dass Sie die Prägungen, die das Trauma im Körper hinterlassen hat, verfolgen und zugleich spüren können, wie Ihre Resilienz zunimmt.

Wenn Sie Ihre eigenen natürlichen Rhythmen finden, fällt Ihnen auf, dass Sie ganz natürlich hin- und herpendeln. Durch das Pendeln schließen Sie sich an diese inneren, angeborenen Rhythmen allmählich an. Das ermöglicht Bewegungen, die auf den Rhythmen von Resilienz beruhen, was zu einem Tanz werden kann, bei dem Sie zwischen gegenwärtigem Augenblick, Vergangenheit und zukünftigen Möglichkeiten auf natürliche Weise hin- und herwechseln.

Vielleicht möchten Sie die Fortschritte, die Sie mit diesem Programm machen, und damit auch die Veränderungen in Ihrem Schmerztagebuch festhalten. ✍

Genesung des tiefen Selbst

Die Genesung des tiefen Selbst ist eng mit der Erfahrung von Resilienz verbunden. Wir haben mit vielen Menschen gearbeitet, die entsetzlich schmerzhafte Erfahrungen gemacht haben, darunter Überlebende des Holocaust und anderer Formen von Folter, Opfer von Missbrauch und häuslicher Gewalt und Personen, die extreme Verluste erlitten.

Uns hat bei der Begegnung mit Menschen, die so viel durchgemacht haben, immer wieder bewegt, dass ihr Körper imstande war, sich auf ganz unterschiedliche Weise zu erholen, sodass sie ihr Leben weiterleben konnten. Und ebenso bewegend war es mitzuerleben, wie das flackernde Licht ihres tiefen Selbst bei einer sorgfältig ausgewogenen Unterstützung neu aufflammte. Das *Wiederaufleben* des Gefühls von unserem tiefen Selbst,[51] das von Trauma, Schmerz oder anderen Widrigkeiten unberührt bleibt, ist ein erster Schritt zu dessen dauerhafter *Wiederherstellung*. Im letzten Abschnitt dieses Kapitels wenden wir uns dieser tiefen Transformation zu.

Herausforderungen für die weitere Genesung

Auf dem Weg zur Genesung lauern einige generelle Fallgruben, die für die Transformation und das Wiederaufleben des tiefen Selbst zum Hindernis werden können. Es ist wichtig, das vorher zu wissen und sich gut darauf vorzubereiten, damit Ihre Heilung dadurch nicht blockiert wird.

1. Die Genesung ist damit verbunden, dass Sie mit schwierigen Emotionen wie Angst, Ärger, Wut und Scham wieder in Berührung kommen. Die Herausforderung besteht darin, in diesen Gefühlen nicht stecken zu bleiben, sondern sie zu spüren und hindurchzugehen, wie Thomas es mit seinem Ärger tat. Wenn Sie bedroht oder traumatisiert werden, steigt oft eine Welle von Wut in Ihnen hoch, die Ihrem Selbstschutz dient und mit der Reaktion des Angriffs zusammenhängt. Wir erkennen oft nicht, dass solche Gefühle einfach durch uns hindurchfließen, sondern verwickeln uns in den Ärger, indem wir versuchen, ihn zu unterdrücken oder auszuagieren.

Manche Therapien tendieren dazu, diese beiden Lösungen zu fördern. Die kognitive Therapie betont, wie wichtig es ist, Ärger unter Kontrolle zu bekommen, und emotional basierte Therapien legen Wert darauf, dass Ärger zum Ausdruck gebracht oder losgelassen wird. Wir schlagen hier einen dritten Weg vor: das Gefühl verkörpern und zulassen, dass die Empfindungen, die wir verfolgen, durch den Körper fließen. Wenn sich Ihre Erstarrungsreaktion allmählich löst und Sie mit den intensiven, schwierigen Emotionen in Berührung kommen, die mit der Reaktion von Angriff und Flucht zusammenhängen, ist es wichtig, dass Sie sich mitfühlend trösten, indem Sie zum Beispiel zu sich sagen: »Ich weiß, das ist wirklich beängstigend.« Vielleicht glauben Sie, Sie könnten niemals wieder positive oder auch nur neutrale Gefühle erleben. Es gibt hier jedoch viele Wege, Sie so zu unterstützen, dass Sie von diesen Emotionen nicht überwältigt werden.

2. Es ist wichtig, mit anderen Menschen in Kontakt zu kommen und entsprechende Kontakte zu erneuern. Ausschlaggebend für diesen Prozess ist das ventrale Vagussystem, das bei heilsamen Begegnungen zu den Personen aktiviert wird, die Sie unterstützen, sei es in persönlichen oder therapeutischen Beziehungen. Es ist wichtig zu wissen, wie Sie in einem gegebenen Moment spüren, dass die Beziehung zu einem Menschen Ihnen Sicherheit vermittelt, und wo in Ihrem Körper Sie das wahrnehmen. Zu Ihrer weiteren Genesung gehört, dass Sie bei Ihren Reaktionen zuerst einmal bleiben, statt diese schnell »zu verbessern« oder vor schwierigen Gefühlen fliehen zu wollen. Wenn Sie sich in dieser Phase unter Druck setzen, kann das Gefühle blockieren, die Ihnen helfen, die Verbindung zu anderen Menschen wiederherzustellen, sodass die dabei auf natürlichem Wege entstehenden positiven Energien verloren gehen.

Wenn Sie mit einem ungelösten Trauma und Schmerzen zu kämpfen haben, wissen Sie vielleicht gar nicht, was Resilienz eigentlich ist. Vielleicht sind Ihre Vorstellungen von Genesung geprägt von recht verschwommenen spirituellen Ideen, wie zum Beispiel einer Aufwertung von Schmerzen nach dem Motto »Keine Freude ohne Leid«. Es ist wichtig, dass Sie sich für neue Erfahrungen öffnen, weil diese Sie auf natürlichem Wege zu Genesung und Widerstandskraft bringen.

Da Schmerzen auf Trennung beruhen – vom Körper, der Gemeinschaft, der Seele, Familie und geliebten Menschen –, heißt Schmerzen heilen, diese Verbindungen wiederherzustellen. Bei gründlicher Heilung erleben Sie eine kontinuierliche Genesung, die Sie mit Ihren eigenen Worten benennen und in Ihrem Körper erleben können. Dann können Sie zu sich sagen: »Ich habe gerade bewiesen, wie stark meine Widerstandskraft ist.« An diesem Punkt kann Ihnen helfen, sich weitere Beispiele für Resilienz, die Sie im Genesungsprozess erlebt haben, bewusst zu machen, um Ihre augenblickliche Erfahrung mit früheren Augenblicken des Triumphierens zu verbinden.

3. Wichtig ist auch, sich daran zu erinnern, dass eine stabile Genesung ein Prozess ist. Wir müssen unablässig weiterlernen, Augenblicke der Genesung aufzuspüren, ähnlich wie beim Erlernen von Meditation oder Achtsamkeit. Vielleicht hilft es Ihnen, sich klarzumachen, dass die Genesung kein spezifischer, kontinuierlicher Zustand ist. Menschen, die das nicht verstehen, klammern sich oft an Augenblicke, wo ihre Genesung von Schmerzen gute Fortschritte macht, und sind verzweifelt, wenn das nicht so bleibt. Denken Sie daran, die Genesung ist *immer* ein Prozess.

Wir möchten Sie ermutigen, sich darin zu üben, in Augenblicken, wo Sie im »Jetzt« ganz präsent sind, nach positiven Regungen Ausschau zu halten. Oft gelangen Sie durch einfache körperliche Bewegung ins »Jetzt«. Wenn Sie zum Beispiel beide Hände spontan bewegen, zeigt die linke Handinnenfläche vielleicht nach oben und die rechte Hand macht eine schiebende Bewegung nach unten.

Statt diese spontanen Bewegungen zu analysieren oder zu interpretieren, können Sie einmal deren gefühlten Sinn erforschen. In diesem Fall könnten Sie das Gefühl haben, dass die rechte Hand etwas wegschiebt und sich darin die Reaktion von Angriff oder Flucht äußert. Oder Sie spüren beide Bewegungen als Kombination von abwehrenden und schützenden Gesten. Auf diese Weise kommen Sie vielleicht zu dem Schluss, dass die eine Hand etwas Ungewolltes wegschiebt, während die andere sich aus einer Gefahrenzone zurückzieht.

Vielleicht bringt die erhobene Hand auch die Bereitschaft zum Ausdruck, etwas zu empfangen, den Wunsch nach Hilfe und Unterstützung. Die Bereitschaft, mit diesen beiden Handhaltungen zu arbeiten, kann Ihnen einen Weg weisen zu Ganzheit und Integration. Mit anderen Worten: Wir möchten Ihnen helfen, bei solchen Empfindungen und Gefühlen bei sich zu bleiben und zu lernen, sich des gesamten Spektrums Ihrer Körperreaktionen auf diese Weise still gewahr zu werden. Das macht Sie in jedem Augenblick lebendiger. Und Lebendigkeit führt ganz von selbst zu Freude, Vitalität und Triumph.

Wiederherstellung des tiefen Selbst

Wir können Traumen als vierten Weg zum Erwachen betrachten, wobei die anderen drei Meditation, Sexualität und Tod sind.[52] Wenn wir frei werden von Traumen, die auf Schmerzen oder frühere Erlebnisse zurückgehen, eignen wir uns die unverfälschten Instinkte und Kräfte wieder an, die bislang in Behinderungen und dem Gefühl des Zusammenbruchs gebunden waren und uns gefangen hielten. Von einem Trauma genesen heißt, die fehlenden Teile unseres Seins wiederzuentdecken oder neu zu entdecken, sodass wir uns ganz und vollständig fühlen können. Dann erwachen wir allmählich wieder zum Leben, blühen auf und werden frei vom Schmerz der Gebrochenheit.

Dieses Gefühl, rundherum lebendig zu sein, ist verbunden mit dem Geschenk der Wiederherstellung unserer Ganzheit und der kontinuierlichen Verbundenheit mit unserem tiefen Selbst. Auch wenn wir gelitten haben und mit Sicherheit wieder leiden werden, können wir unserem inneren Wissen und unserer verkörperten Erfahrung vertrauen. Mit den passenden Werkzeugen ausgestattet und voller Zuversicht, sie bei Bedarf richtig anwenden zu können, wird unnötiges (selbst zugefügtes) Leid genau das, was es ist – unnötig.

Anhang

Dank

Von Peter A. Levine

Ich danke einigen Kollegen und Kolleginnen, Krankengymnasten, Körpertherapeuten und Chirurgen, die mir im Laufe meines Lebens geholfen haben, relativ schmerzfrei mein 70. Lebensjahr zu erreichen und körperlich gut zurechtzukommen.

Meine große Wertschätzung gilt meinen Eltern und Brüdern, die mich in vieler Hinsicht ermutigt haben, den Weg einzuschlagen, der mich zur Entdeckung der kraftvollen Fähigkeit des menschlichen Geistes führte, Leiden zu transformieren. Meine beiden Brüder haben mein Denken über Schmerz beeinflusst. Robert hat mich durch sein Fachwissen über Traditionelle Chinesische Medizin (TCM) deren praktische Wege der Schmerzbewältigung schätzen gelehrt. Jon zeigte mit seiner bahnbrechenden Untersuchung die Reaktionsmechanismen auf Placebos sowie deren Rolle im Gehirn und bei der körpereigenen Schmerzregulation auf. Seine Pionierarbeit war für mich sehr inspirierend und hat mir ein völlig neues Gebiet der Geist-Körper-Medizin erschlossen.

Wertschätzen möchte ich hier auch die vielen Tiere, Haustiere und wilde Tiere, an deren Vitalität und purer Lebensfreude ich mich freuen durfte und die mir einiges über Selbstregulation und Resilienz beigebracht haben.

Und schließlich gilt meine größte Anerkennung und Wertschätzung den Tausenden von Klientinnen und Klienten, die mich im Lauf der letzten 40 Jahre aufgesucht haben. Mit ihrem Mut waren sie meine größten Lehrmeister und haben mich am stärksten inspiriert, dieses Buch zu schreiben. Danke auch an alle, die meine Bücher und Lernprogramme nutzen, sodass mir der persönliche Segen zuteilwird, in dieser Welt etwas bewirken zu dürfen.

Von Maggie Phillips

Schmerzen gehören zu den größten Herausforderungen in unserem Leben. Wenn sie ihre ungebremste Kraft entfalten, sind Schmerzen ebenso unbeschreiblich wie unerträglich und isolieren uns gnadenlos von anderen Menschen und den heilsamen Kräften, die sich in unserer Beziehung zu ihnen entfalten.

Ich bin dankbar für meine vielen Klientinnen und Klienten, die mir in über 35 Jahren klinischer Praxis halfen, mein Verständnis von und Wissen über Schmerzen zu erweitern, und mir zeigten, wie wir am besten heilen. Jede und jeder von ihnen hat mich in meinem Glauben an die einzigartige Kraft des menschlichen Geistes bestärkt, noch die unsäglichsten Schmerzen zu transformieren. Ich würdige auch die vielen Kollegen, die dazu betrugen, meiner Arbeit Gestalt zu verleihen, und freundlicherweise ihre eigenen Erkenntnisse einbrachten, um die Wirksamkeit dieser Arbeit zu optimieren.

Ich war gesegnet mit vielen spirituellen Beratern, Lehrern und Begleitern – Heiligen und Weisen aller Traditionen. Eine besonders innige, dankbare Umarmung geht an Bruder David Steindl-Rast, der mir so viel über die Macht der göttlichen Heilung und die Kunst eines spirituellen Lebens beigebracht hat.

Meine tiefe Wertschätzung gilt meinen Eltern und meinem Bruder, die mich zu vielen der Schritte im Leben ermutigten, welche mich zur Entdeckung des strahlenden Lichts im dunklen Gefängnis der Widrigkeiten führten. Dankbarkeit empfinde ich auch gegenüber der erweiterten Familie geliebter Menschen und Freunde, die mich auf meinen verschiedenen Lebensreisen unterstützten, hielten, inspirierten und liebten. Ihr alle wart mir gute Lehrerinnen und Lehrer und habt beigetragen zu dem, was ich heute der Welt vermittle.

Und schließlich möchte ich hier Andrea Bryck würdigen, deren liebevolle Geduld und endloser Humor mir als Kompass durch die Komplexität der Tage dient, und auch unseren Hund Casey, der uns unermüdlich behütet und nach Hause treibt.

Wir alle zusammen können in dieser Welt wirklich Entscheidendes bewegen.

Anmerkungen

1 »Chronic Pain in America: Roadblocks to Relief«, eine Untersuchung, weltweit durchgeführt von Roper Starch für die American Academy of Pain Medicine, American Pain Society and Janssen Pharmaceutica 1999.

2 Institute of Medicine: »Relieving Pain in America: A Blueprint for Transforming, Prevention, Care, Education, and Research«, The National Academies Press 2011, healthland.time.com/2011/06/29/report-chronic-undertreated-pain-affects-116-million-americans/print.

3 »Chronic Pain in America«, a. a. O.

4 Gallup Organization: »Pain in America: A Research Report«, Untersuchung durchgeführt für Merck (2000).

5 Institute of Medicine Report: »Relieving Pain in America«, a. a. O.

6 Randy S. Roth, Michael E. Geisser und Rachel Bates: »The Relation of Post-Traumatic Stress Symptoms to Depression and Pain in Patients with Accident-Related Chronic Pain«, *Journal of Pain*, 9, 2008: S. 588–596.

7 Im Internet gibt es Vorlagen für Schmerztagebücher und Schmerztabellen, um über Ihre Schmerzen Buch zu führen, die Sie sich kostenlos herunterladen können. Hier zwei englische Vorlagen: www.reversingchronicpain.com/journal.html und www.reversingchronicpain.com/tracker.html.

8 Eugene T. Gendlin: *Focusing. Selbsthilfe bei der Lösung persönlicher Probleme*, Reinbek: Rowohlt-TB 1998. Dieses Buch ist ein großartiger Klassiker und kann Ihnen beibringen, sich auf Ihre Körpererfahrung auszurichten.

9 Wenn Ihnen Massagen zu teuer sind, könnten Sie eine lokale Ausbildungsstätte für Masseure kontaktieren. Solche Schulen vermitteln oft günstige Massagesitzungen bei ihren Schülerinnen und Schülern, die von den Lehrern überwacht werden und meistens eifrig darauf bedacht sind, ihre Sache gut zu machen.

10 Weitere Beispiele für die Sprache der Empfindungen und Tipps für deren Anwendung finden Sie im Buch *Kinder vor seelischen Verletzungen schützen. Wie wir sie vor traumatischen Erfahrungen bewahren und im Ernstfall unterstützen können* von Peter A. Levine und Maggie Kline, München: Kösel 2010.

11 Ronald Melzack und Patrick D. Wall: *The Challenge of Pain*, New York: Penguin 1996.

12 Weitere Informationen zum kreisförmigen Atmen finden Sie bei Maggie Phillips: *Chronische Schmerzen behutsam überwinden. Anleitungen zur Selbsthilfe*, Heidelberg: Carl-Auer 2009, und auf ihrem Online-Programm unter reversingchronicpain.com.

13 Body-Scans wurden populär durch Dr. Jon Kabat-Zinn, einen der Pioniere

der Achtsamkeitsbewegung. Einen Body-Scan machen heißt, sich innerlich systematisch auf die einzelnen Körperteile auszurichten und dabei achtsam für alle auftauchenden Empfindungen zu bleiben und diese zu akzeptieren. Weiteres dazu finden Sie nachfolgend unter »Weiterführende Informationen«.

14 Dies ist eine abgewandelte Version der Technik, die Neil Fiore vorstellt in seinem Buch *Awaken Your Strongest Self*, New York: McGraw-Hill 2010.

15 Das prozedurale oder implizite Gedächtnis ist eine Form von Langzeitgedächtnis. Wir verlassen uns täglich auf das prozedurale Gedächtnis, das uns die Ausführung simpler Tätigkeiten wie Schuhe zubinden oder Zähne putzen ermöglicht, ohne dass wir ständig darüber nachdenken müssen. Weitere Informationen über die Zusammenhänge zwischen Trauma und implizitem Gedächtnis und darüber, wie Somatic Experiencing mit prozeduralen oder »Körper-Erinnerungen« arbeitet, finden Sie unter traumahealing.com/somatic-experiencing/techniques-to-work-through-and-treat-trauma-memory.html.

16 Cortisol ist ein Steroidhormon oder Glucocorticoid, das von der Adrenalindrüse produziert wird. Die meisten Menschen mit einer posttraumatischen Belastungsstörung (PTBS) weisen einen niedrigen Cortisolspiegel und eine hohe Ausschüttung von Catecholaminen im Urin auf, während bei Personen mit normalen Reaktionen von Angriff und Flucht der Catecholamin- und Cortisolspiegel gleichermaßen erhöht sind. Vgl. N. Bohnen, N. Nicolson, J. Sulon, K. Jolles: »Coping Style, Trait Anxiety and Cortisol Reactivity during Mental Stress«, *Journal of Psychosomatic Research*, 35 (2–3), 1991, S. 141–147.

17 Diese Untersuchung wurde durchgeführt von Ulrich Sachsse, Susanne von der Heyde und Gerald Hüther: »Stress Regulation and Self-Mutilation«, *American Journal of Psychiatry*, 159, April 2002, S. 672.

18 Dr. Martin Seligmans Arbeit auf diesem Gebiet ist bahnbrechend. Er entwickelte als Erster die Theorie von der erlernten Hilflosigkeit, um Situationen zu erklären, in denen Menschen und Tiere gelernt haben, sich hilflos zu verhalten, selbst wenn sie erneut Gelegenheit bekommen, unangenehme oder verletzende Situationen, denen sie einmal ausgesetzt waren, zu vermeiden. Vgl. auch Martin Seligman: *Erlernte Hilflosigkeit*, Weinheim: Beltz 1999. Dr. Seligman hat das Positive Psychology Center an der Universität von Pennsylvania begründet, und seine Arbeit über erlernten Optimismus und Positive Psychologie ist auch interessant für die Überwindung von Hilflosigkeit.

19 Robert Scaer: *The Trauma Spectrum. Hidden Wounds and Human Resiliency*, New York: W.W. Norton 2005.

20 Konfliktfreie innere Bilder werden benutzt, um mit konfliktfreien Erfahrungen oder Energien zu arbeiten oder diese innerlich zu halten. Mehr über diese Technik finden Sie in Maggie Phillips' Buch: *Finding the Energy to Heal. How EMDR, Hypnosis, TFT, Imagery, and Body-Focused Therapy Can Help Restore Mindbody Health*, New York: W.W. Norton 2000.

21 Die Korrektur bei Übererregung (Cook's Hookup) ist sehr hilfreich für die Stressreduktion und die Linderung von Symptomen wie Ängsten, Schlafstörungen, Schlaflosigkeit und Panik. Näheres dazu und eine Illustration zu dieser Technik finden Sie in unseren »Weiterführenden Informationen« unter »Energetische Ansätze«.

22 Die Kontrollschrankentheorie in Bezug auf Schmerzen haben Dr. Ron Malzack und Dr. Patrick Hall 1965 entwickelt, als sie herausfanden, dass bestimmte Nervenzellen (Nozizeptoren) Nervensignale vom verletzten Körperteil zum Hinterhorn des Rückenmarks befördern. Frühere Erfahrungen, augenblickliche Erfahrungen und bestimmte psychologische Faktoren können dieses Tor schließen und die Übermittlung an das Gehirn blockieren oder öffnen, sodass Schmerzsignale direkt an das Gehirn gesendet werden. Für weitere Informationen über die Kontrollschrankentheorie vgl. Ron Melzack und Patrick Hall: *The Challenge of Pain*, a. a. O., und Maggie Phillips: *Chronische Schmerzen behutsam überwinden*, a. a. O.

23 In den letzten Jahren hat auf dem Gebiet der Schmerztechnik und Schmerzmethodologie eine wahre Explosion stattgefunden. Spezifischere Beispiele dafür beschreiben wir ausführlicher unter »Weiterführende Informationen«.

24 Die wachsende Besorgnis, Schmerzmittel könnten süchtig. machen, erschwert es Ärzten, diese zu verschreiben, und lässt Menschen, die Schmerzen haben, zögern, entsprechende Medikamente in Erwägung zu ziehen, vor allem Opiate. Die Forschung zeigt, dass bei drei bis 16 Prozent der Personen, die an chronischen Schmerzen leiden und langfristig narkotisierende Opiate einnehmen, das Risiko einer Abhängigkeit von diesen Medikamenten besteht. Sehr viel höher ist jedoch der Prozentsatz der Personen (über 80 Prozent dieser Gruppe), die keine Sucht entwickeln und wirklich von der Einnahme von Opiaten profitieren. Vielleicht möchten Sie einen Arzt konsultieren, der auf Schmerzbehandlung spezialisiert ist, statt sich an einen Psychiater oder einen Allgemeinmediziner zu wenden.

25 Peter A. Levine: *Sprache ohne Worte. Wie unser Körper Trauma verarbeitet und uns in die innere Balance zurückführt*, München: Kösel, 4. Aufl. 2012, S. 328 ff.

26 Andere Klopftechniken bei Schmerzen sind das Meridian-Energie-Klopfen und die bilaterale Stimulation. Beim Meridian-Energie-Klopfen wer-

den generell bestimmte Akupunkturpunkte in einer vorgeschriebenen Reihenfolge abgeklopft, um verbreitete Beschwerden wie Ängste, Phobien, Schmerz und PTBS zu behandeln. Am bekanntesten ist hier die von Gary Craig entwickelte EFT (Emotional Freedom Technique; Näheres unter www.eftuniverse.com). Das Klopfen wird auch bei der Technik des EMDR (eye movement desensitization and reprocessing = Desensibilisierung und Neuverarbeitung durch Augenbewegungen) angewendet, um die bilaterale Stimulation zu aktivieren. Ein verbreiteter Ansatz ist die Selbsthilfemethode, die Laurel Parnell entwickelt hat in: *Tapping In: A Step-by-Step Guide to Activating Your Healing Resources through Bilateral Stimulation*, Boulder, CO: Sounds True 2008.

27 Um mehr über innere Konflikte zu erfahren, vgl. Maggie Phillips und Claire Frederick: *Healing the Divided Self. Clinical and Ericksonian Hypnotherapy for Post-traumatic and Dissociative Conditions*, New York: W. W. Norton 1995.

28 Die Erläuterung von Resonanzschaltkreisen würde den Rahmen dieses Buches sprengen. Daniel Siegel erforscht sie in: *Das achtsame Gehirn*, Freiamt: Arbor 2007.

29 Für weitere Informationen über Bruder David und seine Mission siehe David Steindl-Rast: *Fülle und Nichts. Von innen her zum Leben erwachen*, Freiburg: Herder 2005 und www.grateful.org.

30 Das Institute of HeartMath stellt ein ausgezeichnetes kostenloses E-Book über seine wissenschaftlichen Forschungen unter dem Titel *Science of the Heart. Exploring the Role of the Heart in Human Performance* zur Verfügung. Sie können es herunterladen unter www.heartmath.org/research/science-of-the-heart/introduction.html. Ein weiterer hilfreicher Hinweis ist das Buch von Doc Childre und Howard Martins: *Die HerzIntelligenz-Methode. Gesundheit stärken, Probleme meistern – mit der Kraft des Herzens*, Kirchzarten: VAK 2012.

31 Diese Übung soll helfen, die Quick-Coherence® zu entwickeln. Die Anleitungen für Letztere können Sie sich als Text und MP3-Audio-Fassung herunterladen unter www.heartmath.org/free-services/tools-for-well-being/quick-coherence-adult.html.

32 Diese Meditation beruht auf der, die Christopher Germer entwickelt hat in *Der achtsame Weg zur Selbstliebe. Wie man sich von destruktiven Gedanken und Gefühlen befreit*, Freiamt: Arbor 2011. Eine weitere gute Quelle ist Sharon Salzberg: *Metta Meditation. Buddhas revolutionärer Weg zum Glück*, Freiamt: Arbor 2003.

33 Mit dem Begriff »Gehirnplastizität« oder auch »Neuroplastizität« ist die Fähigkeit des Gehirns gemeint, sich als Reaktion auf neue Erfahrungen

in jedem Lebensalter zu verändern. Diese neue Wissenschaft ersetzt die frühere Theorie, dass DNA und Genetik die Entwicklungsgeschichte des Menschen bestimmen, darunter auch dessen Gesundheit, Persönlichkeit und andere Eigenschaften. Weitere Informationen zu diesem Thema finden Sie bei Norman Doidge: *Neustart im Kopf. Wie sich unser Gehirn selbst repariert*, Frankfurt/New York: Campus 2008.

34 Eine ausgezeichnete und umfassende Quelle für die weitere Lektüre ist Wendy L. Cohans Buch *The Better Bladder Book. A Holistic Approach to Healing Interstitial Cystitis and Chronic Pelvic Pain*, New York: Hunter House 2010.

35 »Treating Interstitial Cystitis«, Harvard Medical School Family Health Guide.

36 Ivette Castro u. a.: »Prevalence of Abuse in Fibromyalgia and Other Rheumatic Disorders at a Specialized Clinic in Rheumatic Diseases in Guatemala City«, *Journal of Clinical Rheumatology* 11, Nr. 3, Juni 2005, S. 140–145.

37 Diese beiden Fotos stammen aus Peter A. Levine: *Vom Trauma befreien. Wie Sie seelische und körperliche Blockaden lösen*, München: Kösel, 6. Aufl. 2012, S. 73.

38 Das ventrale Vagussystem nimmt die Funktionen soziales Engagement, Bindungen und Beziehungen des polyvagalen Systems wahr, wie es Dr. Stephen Porges beschreibt in: *Die Polyvagal-Theorie. Neurophysiologische Grundlagen der Therapie. Emotionen, Bindung, Kommunikation und ihre Entstehung*, Paderborn: Junfermann 2010.

39 Vgl. das Buch von Tara Brach: *Mit dem Herzen eines Buddha. Heilende Wege zu Selbstakzeptanz und Lebensfreude*, München: Droemer Knaur 2006.

40 Dies ist eine der Haupttechniken für die Klärung von psychoenergetischen Umkehrungen. Weitere Informationen und eine Abbildung zu dieser Übung finden Sie bei Maggie Phillips: *Chronische Schmerzen behutsam überwinden*, a. a. O.

41 Weitere Informationen zur Wissenschaft des Affirmierens finden Sie unter www.affirmativethinking.wordpress.com/science-of-affirmations-proof und www.hubpages.com/hub/self-affirmations.

42 Um mehr über die Entstehung neuer neuronaler Bahnen und damit über angewandte Neuroplastizität zu erfahren, besuchen Sie zum Beispiel die Seite www.institut-fuer-hypnose.de/was-ist-hypnose/neuroplastizitaets-training.

43 Vielleicht möchten Sie sich weiter informieren anhand der sehr nützlichen CD von Belleruth Naparstek mit dem Titel *Successful Surgery*, die wir sehr empfehlen können. Andere Möglichkeiten sind Aufnahmen von Beratungsgesprächen mit Fachleuten, bei denen es um Fälle wie Ihren geht.

44 Das Gespräch über die Einnahme von Medikamenten vor, während und nach einem medizinischen Eingriff ist äußerst wichtig. Hinweise dazu entnehmen Sie bitte der Seite www.mayoclinic.com/health/pain-medications/PN00060.

45 Genauere Angaben über Patientenrechte in Deutschland finden Sie unter www.bundesgesundheitsministerium.de/themen/praevention/patientenrechte.

46 Weitere Unterstützung für eine effektive Kommunikation mit Ihrem Arzt und das Treffen von Entscheidungen darüber, wer Ihren Eingriff durchführen soll und ob dieser bei Ihnen überhaupt notwendig ist, bekommen Sie zum Beispiel unter www.muschealth.com.

47 Bitte schauen Sie unter www.healthpages.org/health/health-a-z-/how-to-make-and-use-an-ice-bag nach, um sich darüber zu informieren, wie man Eispackungen herstellt und anwendet.

48 Eine ausführliche Beschreibung dieses Prozesses finden Sie in: Peter A. Levine: *Sprache ohne Worte*, a. a. O., S. 102–129.

49 Es gibt einige Beweise dafür, dass Dr. Kabat-Zinns Programm für achtsamkeitsbasierte Stressreduktion (MBSR = englisch: Mindfulness-Based Stress Reduction) die Aktivität des linken vorderen Gehirnlappens verstärkt. Vgl. Richard J. Davidson, PhD, Jon Kabat-Zinn, PhD, u. a.: »Alterations in Brain and Immune Function Produced by Mindfulness Meditation«, *Psychosomatic Medicine* 65, 2003, S. 564–570. Vielleicht möchten Sie auch Dr. Kabat-Zinns Buch *Gesund und stressfrei durch Meditation. Das große Buch der Selbstheilung* lesen, wo er dieses Programm ausführlich beschreibt (München: O. W. Barth 1991).

50 Absichten sind sehr ähnlich wie Affirmationen. Auch wenn es zwischen beiden keinen klaren Unterschied gibt, gehen viele Menschen davon aus, dass Intentionen globale Aussagen sind, in denen sich eine generelle Einstellung zum Leben ausdrückt, zum Beispiel: »Ich möchte als Mensch mitfühlender werden« oder »Ich möchte lernen, mich bei Bewerbungsgesprächen selbst zu unterstützen«. Affirmationen werden so formuliert, als ob das Ausgesagte bereits existiert, zum Beispiel: »Ich sorge dafür, dass meine Beziehung glücklich ist« oder »Ich lebe ein glücklicheres Leben«. In den meisten Fällen sind diese beiden Begriffe austauschbar, und wir gehen davon aus, dass es wichtig ist, beide zu benutzen. Weitere Informationen über die Wirkung von Affirmationen finden Sie bei Sheila Bender und Mary Sise: *The Energy of Belief. Psychology's Power Tools to Focus Intention and Release Blocking Beliefs*, Fulton, CA: Energy Psychology Press 2007. Vgl. auch Belleruth Naparsteks ausgezeichnete CD *Guided Imagery for the Three Stages of Healing Trauma: Nine Meditations for Posttraumatic*

Stress, Akron, OH: Health Journeys 2005, die Sie bestellen können unter www.healthjourneys.com.

51 Für weitere Informationen zum konfliktfreien tiefen Selbst vgl. Maggie Phillips und Claire Frederick: *Empowering the Self Through Ego-State Therapy*, 2010 (E-Book).

52 Peter A. Levine: *Vom Trauma befreien*, a. a. O.

Empfohlene Bücher und CDs

Bücher von Peter A. Levine

Sexual Healing. Transforming the Sacred Wound, Audio-CD, Boulder, CO: Sounds True 2003.

Sprache ohne Worte. Wie unser Körper Trauma verarbeitet und uns in die innere Balance zurückführt, München: Kösel, 11. Aufl. 2023.

Vom Trauma befreien. Wie Sie seelische und körperliche Blockaden lösen, München: Kösel, 13. Aufl. 2023.

Zusammen mit Ann Frederick: *Trauma-Heilung. Das Erwachen des Tigers. Unsere Fähigkeit, traumatische Erfahrungen zu transformieren*, Essen: Synthesis, 2. Aufl. 1999.

Zusammen mit Maggie Kline: *Kinder vor seelischen Verletzungen schützen. Wie wir sie vor traumatischen Erfahrungen bewahren und im Ernstfall unterstützen können*, München: Kösel, 4. Aufl. 2021.

Bücher und CDs von Maggie Phillips

Chronische Schmerzen behutsam überwinden. Anleitungen zur Selbsthilfe, Heidelberg: Carl-Auer, 3. Aufl. 2017.

Finding the Energy to Heal. How EMDR, Hypnosis, TFT, Imagery, and Body-Focused Therapy Can Help Restore Mindbody Health, New York: W. W. Norton 2000.

Zusammen mit Claire Frederick: *Handbuch der Hypnotherapie bei posttraumatischen und dissoziativen Störungen*, Heidelberg: Carl-Auer, 2. Aufl. 2007.

Hypnosis. The Headache Solution, Audio-CD, The Hypnosis Network 2005.

Hypnosis. The Pain Solution, Audio-CD, The Hypnosis Network 2005.

CDs

Naparstek, Belleruth: *A Guided Meditation for Healing Trauma (PTSD)*, Akron, OH: Health Journeys 1999.

Dies.: *A Meditation to Promote Successful Surgery*, Akron, OH: Health Journeys 1992.

Rossman, Martin L.: *Preparing for Surgery. Guided Imagery Exercises for Relaxation and Accelerated Healing*, Boulder, CO: Sounds True 2006.

Weitere Audio-Downloads verschiedener Autorinnen und Autoren, darunter auch von Peter A. Levine, Kathy Kain, Marty Rossman, Laurel Parnell und anderen Expertinnen und Experten, finden Sie unter www.reversingchronicpain.com.

Weiterführende Informationen

Achtsamkeitsübungen

Dr. John Kabat-Zinn hat die achtsamkeitsbasierte Stressreduktion (MBSR = Mindfulness-Based Stress Reduction) an der Harvard Medical School entwickelt, die jetzt in vielen Krankenhäusern und Kliniken weltweit Anwendung findet. Video- und Audio-Präsentationen von Dr. Kabat-Zinn finden Sie unter www.jonkabat-zinn.com und https://www.youtube.com/watch?v=3nwwKbM_vJc.

Active Release Techniques (ART)

Die ART sind eine zu erwägende Behandlungsmethode bei Verletzungen des Weichteilgewebes infolge von Überlastung, wie zum Beispiel dem Karpaltunnelsyndrom. Bei dieser Technik geht es darum, das Gewebe zu verkürzen, indem es durch sorgfältige Berührungen in Beziehung zum angrenzenden Gewebe gedehnt wird. Die Ausbildung in ART ist sehr umfassend und beinhaltet über 500 heilsame Bewegungen, die zertifizierte Trainer entsprechenden Fachleuten vermitteln, darunter Chiropraktikern und Krankengymnasten.

Akupunkturpunkte

Akupunkturpunkte sind die Punkte am Körper, auf die sich Akupressur, Akupunktur und weitere östliche oder alternative medizinische Behandlungsmethoden konzentrieren. Es gibt davon mehrere Hundert entlang der 14 Meridiane oder Energiebahnen, welche die Chinesen als Erste lokalisiert haben, und man geht davon aus, dass sie spezielle Organe oder Körperteile beeinflussen. Diese Ansätze gelten als ergänzende oder alternative

Behandlungsmethoden. Auch wenn über die Wirkung dieser Methoden kontrovers diskutiert wird, hat die American Medical Association Akupunktur als Behandlungsmethode akzeptiert, da deren Wirkung bei Schmerzen und anderen Beschwerden als erwiesen erachtet wird. Akupunktur gilt also als integrative Medizin, die aus einer Kombination von alternativer und konventioneller Medizin besteht. Weitere Informationen finden Sie unter www.nccam.nih.gov/health/acupuncture.

Alexander-Technik

Diese Form von Körperarbeit soll helfen, Bewegungsgewohnheiten zu verändern. Die Technik wird in einer Reihe von Lektionen vermittelt, in denen es darum geht, zu lernen, sich im Sitzen, Gehen, Liegen, beim Aufstehen und bei anderen grundlegenden alltäglichen Aktivitäten körperlich entspannt und frei zu bewegen und ins Gleichgewicht zu kommen. Nähere Informationen finden Sie zum Beispiel unter www.alexandertechnique.com/at.htm.

ASTYM

ASTYM ist eine nicht invasive Rehabilitierungsmethode zur Heilung von Weichteilgewebe, Sehnen, Muskeln und Bändern durch Stimulierung der Regeneration, die empfohlen wird für die Behandlung bei Fersensporn, Narbengewebe und anderen körperlichen Schmerzen wie Achillessehnenriss. Untersuchungen und andere Informationen zu dieser Methode finden Sie unter www.astym.com.

Bewegung

Es gibt viele verschiedene Bewegungsformen und -techniken für die Förderung der Genesung von Schmerzen. Beispiele dafür sind Yoga, Qigong, Tai-Chi und Stretching. Tanz- und Bewegungstherapien nutzen die therapeutische Wirkung von Tanz und Bewegung, um die soziale, kognitive, emotionale, körperliche und soziale Integration zu unterstützen. Weitere Informationen finden Sie unter www.adta.org.

Body-Scan

Beim Body-Scan wandern Sie mit der Aufmerksamkeit Schritt für Schritt durch Ihren Körper. Am besten beginnen Sie, indem Sie darauf achten, an welchen Punkten Ihr Körper beim Liegen oder Sitzen mit der Matratze oder dem Boden Kontakt hat. Meistens beginnt der Body-Scan bei einem Ihrer Füße und geht systematisch über zum anderen Fuß, zu den Waden, Beinen und so weiter bis hinauf zum Oberkopf. Die generelle Absicht hier ist, im gegenwärtigen Augenblick präsent zu bleiben und sich in dieser Haltung mit dem gesamten Körper zu verbinden. Damit sollen Sie der Reihe nach Achtsamkeit in jeden Bereich des Körpers bringen, ohne dass Sie dabei versuchen, etwas zu verändern. Vielmehr nehmen Sie einfach wahr und akzeptieren, was Sie vorfinden, obwohl der Körper beim Body-Scan meistens von selbst entspannter wird und mehr loslässt. Weitere Informationen finden Sie unter www.anahana.com/en/meditation/body-scan-meditation.

EMDR (Eye Movement Desensitization and Reprocessing = Desensibilisierung und Wiederverarbeitung durch Augenbewegungen)

Diese Methode hat die Forschungspsychologin Dr. Francine Shapiro entwickelt, um Schwierigkeiten aufzulösen, die mit traumatischen Erfahrungen zusammenhängen. Ursprünglich vor allem angewendet bei Vergewaltigung und Kriegstraumen, wird EMDR jetzt auch eingesetzt für die Behandlung anderer Symptome wie chronische Schmerzen und Stress. Shapiro geht von dem theoretischen Hintergrund aus, dass ein Trauma zu einer Überlastung neurologischer und kognitiver Verarbeitungsnetzwerke führt. Und das Ziel von EMDR besteht darin, die Wiederverarbeitung so zu unterstützen, dass die traumatischen Elemente ihre negative Aufladung verlieren. EMDR wendet ein Acht-Schritte-Modell an, um sich verschiedenen Aspekten der früheren Erlebnisse zuzuwenden, die traumatisierend oder in anderer Form belastend waren. Die bilaterale Stimulation durch laterale Augenbewegungen wird angeregt durch das Klopfen auf Knie oder Hände oder bilaterale Audio-Geräusche, während der Klient sich auf die schmerzlichen Elemente seines früheren Erlebnisses konzentriert. In jüngster Zeit findet EMDR auch Anwendung, um vor der Verarbeitung von Traumen bestimmte Ressourcen zu entwickeln. Sollten Sie EMDR in Betracht ziehen, möchten wir Ihnen dringend empfehlen, sich an eine Therapeutin oder einen Therapeuten zu wenden, die sowohl ressourcenorientiert arbeiten als auch in Traumaverarbeitung ausgebildet sind, vor allem, wenn Sie ein schweres Trauma erlitten haben. Weitere Informationen über EMDR und Informationen zu qualifizierten Anwendern dieser Methode finden Sie unter www.emdr.com.

Energetische Ansätze

Viele energetische Ansätze können bei Schmerzen hilfreich sein und haben den Vorteil, dass sie sehr selten mit negativen Nebenwirkungen verbunden sind. Dazu gehören EFT (emotional freedom techniques – Techniken der Emotionalen Freiheit), TFT (thought field therapy – Gedankenfeldtherapie), EDxTM (energy diagnostic and treatment methods – energetische Diagnostik- und Behandlungsmethoden), WHEE (Whole Health-Easily and Effectively® – leicht und effektiv zu ganzheitlicher Gesundheit) sowie Reiki, Akupunktur und Qigong. Weitere Informationen über diese und andere energetische Methoden finden Sie unter www.energypsych.org oder bei Maggie Phillips *(Chronische Schmerzen behutsam überwinden)* und David Feinstein, Donna Eden und Gary Craig (*Klopf die Sorgen weg! Emotionale Befreiung durch EFT und Energetische Psychologie,* Reinbek: Rowohlt-TB 2007). Die Wirkung dieser Methoden wurde bislang nur in vereinzelten Fallstudien nachgewiesen, gründliche wissenschaftliche Untersuchungen erfolgen aber bereits.

In Kapitel 3 beziehen wir in einer Übung die »Korrektur bei Übererregung« (Cook's Hookup) ein, die besonders hilfreich ist bei Symptomen, die mit Ängsten und Panik zusammenhängen. Hier die Schritte für dieses wertvolle Werkzeug:

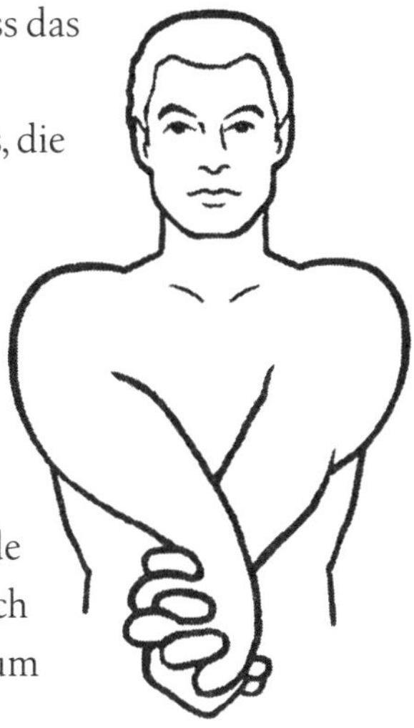

1. Kreuzen Sie die Handgelenke so, dass das linke über dem rechten liegt.
2. Strecken Sie beide Arme vor sich aus, die Handrücken aneinander.
3. Drehen Sie die Hände an den Handgelenken zueinander, sodass sich die Handinnenflächen berühren, und falten Sie die Finger beider Hände.
4. Bewegen Sie die so gefalteten Hände auf sich zu, und ziehen Sie sie nach innen und oben zum Brustkorb, um sie dort bequem abzulegen.
5. Atmen Sie langsam durch die Nase ein, wobei die Zunge am Gaumen liegt. Atmen Sie durch den Mund aus, wobei die Zunge wieder nach unten kommt.
6. Halten Sie diese Pose entspannt und fahren Sie fort, ein, zwei Minuten weiter tief zu atmen.

(Anmerkung: Wenn Sie Linkshänder sind, drehen Sie die Rechts-links-Folge um.) Sollten Sie an chronischer Übererregung leiden (wie bei Ängsten, Stress, Schlaflosigkeit oder Panik), empfiehlt es sich, diese Übung zwei Monate lang täglich zehnmal zu machen.

In Kapitel 5 erläutern wir in der Übung »Die Energie finden, depressive Zustände aufzulösen« den Gedanken der psychoenergetischen Umkehrung, einer Barriere für den Energiefluss, bei der ein Fluss in Richtung positive Absichten für Veränderungen geht und ein Gegenfluss weg davon führt.

Feldenkrais

Dies ist eine Methode des körperlichen Umlernens und der körperlichen Integration. Bei den praktischen Übungen wird in Gruppen Bewusstheit durch Bewegung vermittelt. Die Lektionen sollen den Teilnehmenden neuromuskuläre Bewegungsmuster und Unbeweglichkeiten bewusst machen, um dadurch ihre Optionen für neue Formen von Bewegung zu erweitern und diese sensibler und effektiver durchzuführen. Bei der funktionalen Integration wird man durch behutsame, nicht invasive Berührungen zu Bewegungen angeleitet. Weitere Informationen finden Sie unter www.feldenkrais.com.

Lasertherapie

Diese medizinische Behandlungsmethode wird bei vielen Arten von Schmerz angewandt. Die Low-Level-Lasertherapie (LLLT) wird oft mit Kaltlichtlaser mit unterschiedlicher Intensität und Lokalisierung der Lichtwellen durchgeführt. Laut entsprechender Berichte hat sich die LLLT wirkungsvoll erwiesen bei rheumatischer Arthritis, Arthrosen, akuten und chronischen Nackenschmerzen und Sehnenscheidenentzündung. Umstrittener ist ihre Anwendung bei Rückenschmerzen, Zahnproblemen und Wundheilung. Lasertherapie in höherer Intensität wird auch als nicht invasive Methode eingesetzt, um Gewebe herauszuschneiden, zu verdampfen oder zu entfernen.

Massage/Selbstmassage

Sie ist eine Körpertherapie zur manuellen Bearbeitung von Muskeln und angrenzendem Gewebe, um Schmerzen zu lindern, Entspannung, Heilung und Beweglichkeit zu fördern, vom Behandelnden meistens durchgeführt mit den Händen, Ellenbogen, Unterarmen oder Fingern (und in manchen Fällen auch mit Knien und Füßen). Massage kann auch die Arbeit mit Sehnen, Bändern, Lymph- und Verdauungssystem einbeziehen. Allein laut Wikipedia gibt es rund 40 anerkannte Formen von Massage, dazu gehören unter anderem Shiatsu, Tiefengewebsmassage, Schwedische Massage, Polarity und Thai-Massage.

Nahrungsergänzungsmittel

Diese sind in den letzten Jahren zunehmend beliebter geworden und umfassen Vitamine, Mineralien, Kräuter oder pflanzliche Präparate, Aminosäuren und homöopathische Mittel, die viele Arten von Schmerzen lindern können, darunter auch Nervenschmerzen und damit zusammenhängende Entzündungen. In den USA ist die Food and Drug Administration (eine Behörde für Lebensmittel und Medikamente) für die Verwaltung dieser Substanzen verantwortlich, die hier eher als eine Art Nahrung statt als Medikamente gelten. Nutzen Sie Ihre Suchmaschine, wenn Sie bestimmte Nahrungsergänzungsmittel suchen, oder schauen Sie nach unter www.everydayhealth.com/pain-management/6-food-additives-to-subtract-from-your-diet.aspx.

Pilates

Dieses körperliche Fitness-/Rehabilitationsprogramm entwickelte Joseph Pilates. Pilates besteht aus einer Reihe von körperlichen Übungen, welche die Kraft, Flexibilität und Beherrschung des Körpers steigern sollen. Ursprünglich entwickelt, um Tänzerinnen und Tänzern dabei zu helfen, von Verletzungen zu heilen, findet Pilates inzwischen Anwendung für die generelle Körperkondition und -fitness. Mehr über Pilates und Hinweise für die Suche nach einer Lehrerin oder einem Lehrer finden Sie unter www.medicinenet.com/pilates/article.htm.

Radikale Selbstakzeptanz

Dies ist eine Art Meditationsprogramm, basierend auf buddhistischen Prinzipien und Achtsamkeitsübungen, das Ihnen helfen soll, sich von Scham zu befreien. Tara Brach gehört zu den Expertinnen für diesen Ansatz und hat ein Programm (Buch und CD) entwickelt unter dem Titel *Radical Self-Acceptance: A Buddhist Guide to Freeing Yourself from Shame* (Boulder, CO: Sounds True 2005). Außerdem hat sie veröffentlicht: *Mit dem Herzen eines Buddha. Heilende Wege zu Selbstakzeptanz und Lebensfreude* (München: Droemer Knaur 2006).

Selbsthypnose

Selbsthypnose beschreibt den Prozess, sich selbst in einen angenehmen, willkürlichen Zustand entspannter Aufmerksamkeit zu versetzen, in dem der bewusste kritische Verstand zurücktritt und der unbewusste kritische Verstand in selbstregulierender Form aktiver wird. Selbsthypnose hat vor allem bei der Anregung zu und Förderung von positiver Selbstveränderung eine gute Wirkung. Sie können Selbsthypnose anhand eines guten Buches, eines Audio-Programms oder von entsprechend ausgebildeten und erfahrenen Fachleuten lernen. Wir empfehlen hier *Hypnosis. The Pain Solution*, ein CD-Programm von Maggie Phillips, das Ihnen Selbsthypnose für die Regulierung von Schmerzen und anderen Beschwerden beibringt, und das Buch mit CD von Bruce Eimer: *Hypnotize Yourself Out of Pain Now!* (Carmarthen: Crown House Publishing 2008).

Somatic Experiencing

Diesen auf Körperbewusstheit beruhenden Ansatz für die Behandlung von Traumen hat Peter A. Levine in über 50 Jahren Forschung und praktischer Erfahrung entwickelt. Die Methode beruht auf dem Grundsatz, dass Menschen wie auch Tiere, die angeborene Fähigkeit besitzen, die vielen verschiedenen Auswirkungen eines Traumas zu überwinden und zu transformieren. Weitere Informationen finden Sie unter www.somaticexperiencing.com.

Tagebuch schreiben

Ein Lernwerkzeug, das sich in den letzten 30 Jahren als wirkungsvoll erwiesen und an Popularität gewonnen hat, ist das Tagebuchschreiben. Ira Progoff gehört zu den ersten Fachleuten, die den Wert intensiven Tagebuchschreibens für das persönliche Wachstum und die persönliche Entwicklung erkannten. Tagebuchschreiben in unterschiedlichen Formen kann Ihnen helfen, sich Ihre Gedanken, täglichen Erfahrungen und gewonnenen Einsichten bewusst zu machen und diese festzuhalten. Wir haben festgestellt, dass genaue Anleitungen zum Tagebuchschreiben für Menschen, die an Schmerzen leiden, am hilfreichsten sind, und haben diese deswegen in unser Programm für Schmerzfreiheit einbezogen. Hier laden wir Sie immer wieder ein, Tagebuch zu führen über Ihre Erfahrungen mit den Audio-Übungen, um Veränderungen in den täglichen Schmerzmustern wahrzunehmen, während Sie sich in den Fähigkeiten und Grundsätzen üben, die wir Ihnen hier vorstellen. Weitere Informationen über den Nutzen und die positiven Wirkungen des Tagebuchschreibens finden Sie, wenn Sie die Worte »heilende Wirkung des Tagebuchschreibens« in die Suchleiste Ihrer Internetsuchmaschine eingeben.

Transkutane elektrische Nervenstimulation (TENS)

TENS hat sich als besonders nützlich bei bestimmten Arten von Nervenschmerzen erwiesen. Bei dieser Methode werden die Nerven durch Elektroden stimuliert, die an der Haut befestigt werden. Das typische batteriebetriebene TENS-Gerät moduliert die Pulsdauer und -frequenz und die Intensität von Schmerz und ist sehr hilfreich für die Selbstregulation. TENS kann auch helfen, Schmerzempfindungen zu verändern, indem es konkurrierende Empfindungen anregt, die von Schmerzpatienten vollständig reguliert werden können. Bitte informieren Sie sich ausführlicher unter http://de.wikipedia.org/wiki/Transkutane_elektrische_Nervenstimulation.

Register

B

C

D

E

F

G

L

M

N

O

P

Q

R

S

V

W

Y

Z

Die Autor*innen

Peter A. Levine, geboren 1942, Doktor der medizinischen Biophysik und Psychologie, hat im Laufe der letzten 50 Jahre Somatic Experiencing® entwickelt, einen körperbasierten, natürlichen Ansatz für die Heilung von Traumen. Er erhielt den Lifetime Achievement Award der United States Association for Body Psychotherapy (USABP) als Anerkennung für seine bahnbrechende Arbeit auf dem Gebiet der Traumaheilung. Außerdem bekam er einen Ehrendoktor des Reiss-Davis Child Study Center für seine lebenslangen Beiträge zur Säuglings- und Kinderpsychiatrie.

Dr. Levine arbeitete in der Frühphase der Space-Shuttle-Entwicklung als Stressberater bei der NASA sowie in der Präsidenteninitiative der American Psychological Association (APA) (Vereinigung amerikanischer Psychologen) und der Einsatzgruppe der International Psychologists for Social Responsibility, die bei größeren Katastrophen und ethnopolitischen Kriegen aktiv wird.

Er ist Autor mehrerer Bestseller, darunter *Trauma-Heilung. Das Erwachen des Tigers. Unsere Fähigkeit, traumatische Erfahrungen zu transformieren*, das in über 30 Sprachen übersetzt wurde, *Trauma Through a Child's Eyes* und *Kinder vor seelischen Verletzungen schützen. Wie wir sie vor traumatischen Erfahrungen bewahren und im Ernstfall unterstützen können*. Sein »Opus magnum« ist *Sprache ohne Worte. Wie unser Körper Trauma verarbeitet und uns in die innere Balance zurückführt*.

Weitere Informationen finden Sie unter
www.somaticexperiencing.com
sowie auf den deutschsprachigen Seiten
www.traumaheilung.de
www.somatic-experiencing.de

Maggie Phillips (1949–2021) lebte und arbeitete als promovierte niedergelassene klinische Psychologin in Oakland Hills über der Bucht von San Francisco. Als Autorin von drei Büchern und zahlreichen Texten und Artikeln über Trauma, Dissoziation, Schmerz, Ego-State-Therapie, Hypnose und Körper-Geist-Heilung war sie spezialisiert auf traumatischen Stress, dissoziative Störungen und Schmerzbehandlung. Sie war Mitglied der American Society of Clinical Hypnosis und Mitempfängerin von deren Crasilneck Award für das Verfassen der besten Texte über Hypnose. Außerdem war sie Mitglied der International Society for the Study of Trauma and Dissociation und Mitempfängerin von deren Cornelia Wilbur Award für ihre Beiträge zur Behandlung dissoziativer Störungen. Sie hat bei wichtigen Konferenzen mitgewirkt und auf Einladungen Workshops über Somatic Experiencing, Trauma, Hypnose, Ego-State-Therapie, EMDR, Verhaltensmedizin und Energetische Psychologie in den USA, Kanada, Europa, Südafrika, Australien, Hongkong, China, Malaysia und Japan gegeben. Ihr Bestseller *Chronische Schmerzen behutsam überwinden. Anleitungen zur Selbsthilfe* ist in den USA 2007 und auf Deutsch 2009 erschienen.

Dr. Phillips hat ein Online-Selbsthilfeprogramm bei Schmerzen und ein Schmerz-Beratungsprogramm auf CD entwickelt. Sie war außerdem Initiatorin und Gastgeberin eines beliebten monatlichen Teleseminars und brachte einen Newsletter heraus (www.maggiephillipsphd.com), dem mehrere Online-Kurse zugrunde lagen, die sie zusammen mit Peter A. Levine vorstellte, darunter eine Audio-Serie über körperorientierte Ansätze für die Schmerz- und Traumabehandlung, die wiederum die Grundlage für das gemeinsam vorliegende Buch *Vom Schmerz befreit* bilden. Sie hat zudem zwei CD-Programme für die Schmerzbehandlung aufgenommen: *Hypnosis. The Pain Solution* und *Hypnosis. The Headache Solution*. Weitere Bücher von ihr sind *Finding the Energy to Heal* (2000) und *Handbuch der Hypnotherapie bei posttraumatischen und dissoziativen Störungen*, das Sie zusammen mit Dr. Claire Frederick geschrieben hat (auf Deutsch 2007 erschienen). Als innovative Expertin auf dem Gebiet der Körper-Geist-Heilung und der Behandlung hartnäckiger Schmerzen und Traumen galt Dr. Phillips' besonderes Interesse den Zusammenhängen zwischen Trauma, Dissoziation und emotionalen sowie körperlichen Schmerzzuständen.

Die Übungen dieses Buches im Audio-Downloadangebot

Gesprochen von Jörg C. Zimmer

1	Wieder Zugang zum Körper finden	3:39
2	Kreisförmiges Atmen	6:34
3	Einen Ort der Sicherheit und Ruhe im Körper finden	2:56
4	Erdung	2:13
5	Einfach atmen	1:14
6	Die Wuu-Atmung	2:39
7	Die Körperhaltung von Hilflosigkeit und Zusammenbruch verändern	2:33
8	Sich mit konfliktfreien Erfahrungen verbinden	2:47
9	Die Wurzeln der Kampfreaktion erforschen	3:26
10	Mit gesunder Aggression arbeiten	1:50
11	Den gefühlten Sinn erweitern	2:51
12	Schmerzauslöser erforschen	2:25
13	Pendeln und die Rhythmen von Schmerzen	4:01
14	Eine neue Methode, Tagebuch zu schreiben	4:28
15	Achtsamkeitsbasierte Schmerzlinderung	6:13

http://www.penguin.de/levine_uebungen

Ein Meilenstein in der Traumatherapie

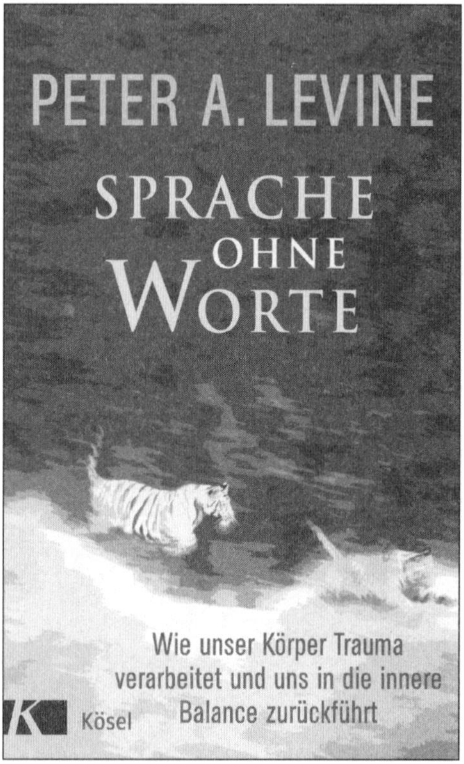

»... eine wertvolle Bereicherung sowohl für Psychotherapeuten als auch für andere Professionen.«
Deutsches Ärzteblatt